健康書籍暢銷作家
李鴻奇◎著

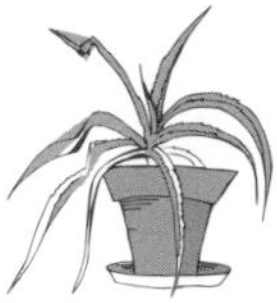

蘆薈這樣用，養顏｜美容｜保健康

Aloe Vera

23個見證實例不是偶然的奇蹟！

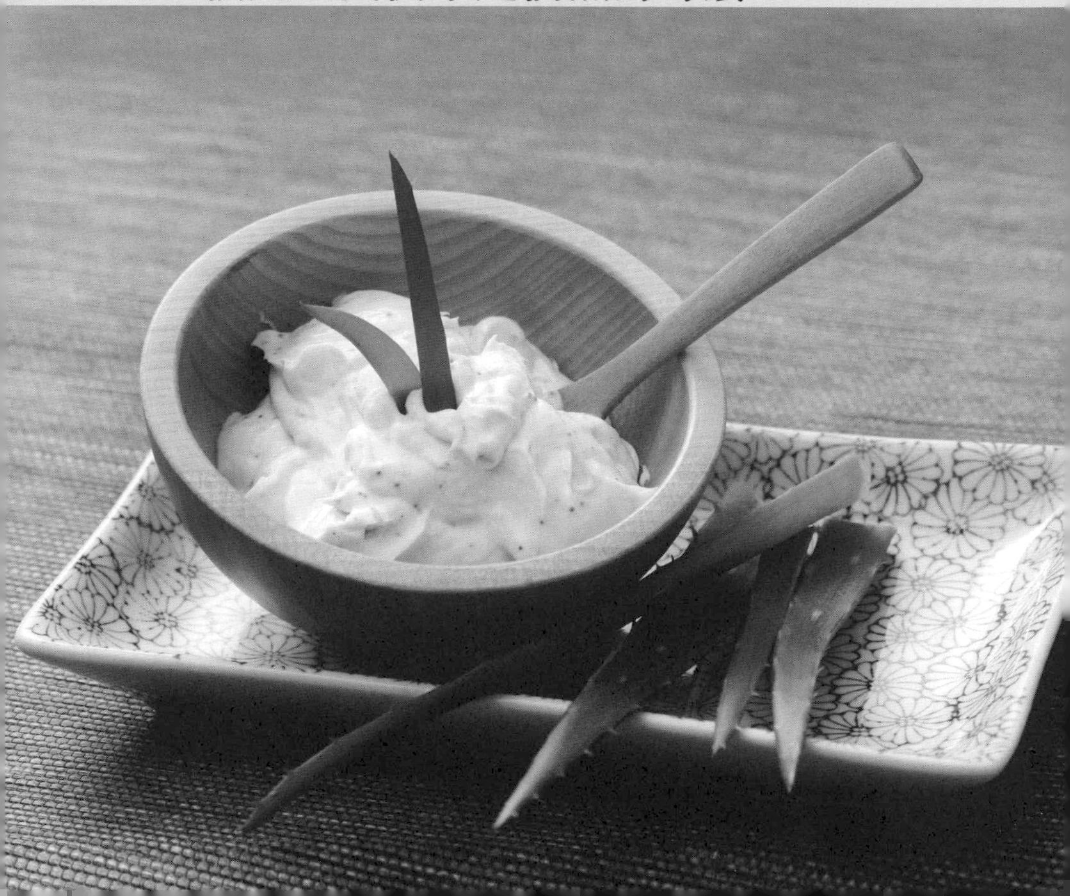

本書原名為《蘆薈——健康必備萬能藥》

現易名為《蘆薈這樣用，養顏美容保健康》

前言

自古以來，蘆薈（Aloe）就被稱為「醫生的剋星」，屬百合科多肉草本植物，被世界各地的人廣泛地當作藥物來使用。近來，它更是已經被製造為多種健康食品問市。除了被製成健康食品之外，還有添加蘆薈成分的保養品、日常用品也不計其數。

自從美國德州大學教授發表蘆薈的功效以來，歐美的醫學機構紛紛從事蘆薈的研究與實驗。從中發現蘆薈能夠提高免疫力，並且能夠預防與改善癌症、糖尿病、高血壓等等現代生活習慣病。

蘆薈最具代表性的藥效——是在它的皮下所含的蘆薈凝膠。不但能夠提升你的免疫系統，更能讓你腸內益菌的作用變得活潑，增加腸內黏液的分泌量，使消化情況變好。

蘆薈同時還具有利尿作用，能夠消除全身的浮腫，促使新陳代謝轉為活潑。換句話說，它會促進脂肪的代謝使體重達到健康標準。

當我們飲食過度時，往往會胃酸分泌不足。這個時候，只要吃一些蘆薈，就可以增加胃酸的分泌，使得胃的機能變得更加活潑，進而改善消化不良的症狀。

如今，隨著社會的高齡化、老年人口的增加、壽命的延長，我們更必須注重現代生活習慣病的預防與改善。

而蘆薈的凝膠部分所含有的多醣體以及醣蛋白，對於促進前列腺素的合成很有幫助，能夠促進末梢血管擴張，進而調整血壓，血液循環也因此能獲得改善。

蘆薈所含有的多醣體以及醣蛋白，能促進胰島素的分泌，使血液中的醣類轉變為熱能，所以也能夠調節血糖值。

根據最近的研究得知，蘆薈也能夠有效預防自由基的肆虐。自由基為導致動脈硬化以及各種疾病的原因。為了保持血管的暢通，避免腦部疾病和心臟疾病的發生，以及增進健康與美容，最好在日常生活當中能有效地運用蘆薈。

本書詳述蘆薈的種種用法，以及可利用它來治療與預防各種疾病的療效。

※編注：

衛生署核准的五種食用、藥用蘆薈為：翠葉蘆薈（Aloe barbadensis，又叫費拉蘆薈Aloe Vera、洋蘆薈、吉拉索蘆薈、庫拉索蘆薈、美國蘆薈、純種蘆薈Aloe Vera）、芑蘆薈（Aloe ferox Mill）、好望角蘆薈（Aloe perryi）、非洲蘆薈（Aloe africana）、女王錦蘆薈（Aloe spicata）。

目錄
Contents

第一部
蘆薈是萬能藥，能夠治療疾病

第二部
蘆薈改善疾病的見證實例

第三部 依症狀別的蘆薈食療與療方DIY

第一部

蘆薈是萬能藥，能夠治療疾病

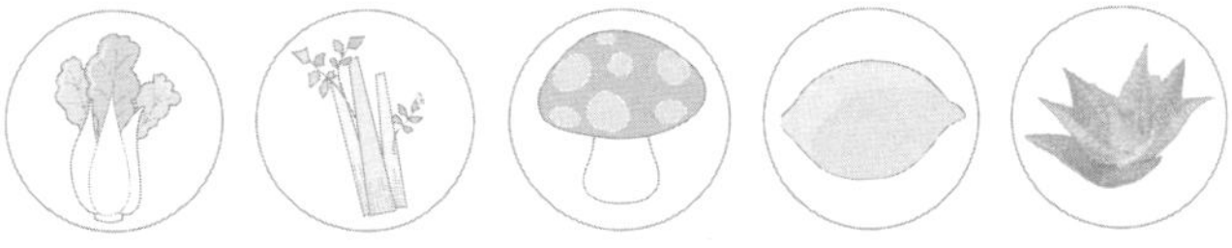

1 能治好眼睛疾病

由於電腦的普及，現代人多苦於眼睛的疾患，視力的降低更叫人感到憂心。正因為如此，視力的維護已經成為眾所矚目的焦點。然而，絕大多數的人會認為視力一旦降低或減退（包括老花眼在內）就無法恢復。然而，事實上並非如此。

視力的降低其實也可以說是眼睛的老化。當司掌眼睛調節機能的毛樣體功能衰退，不能對準焦點時，視線就會變得模糊而不清晰。

在視力減退的情況下，如果再勉強地去驅使眼力的話，眼睛就會感覺到疲倦與疼痛，眼淚也會流個不停。視線將因而變得更為模糊，甚至會引起眼睛疼痛，以及肩膀、頸部痠痛等症狀。

其實，眼睛的疲勞以及老化，可以視個人的保養而能有效預防。只要消除導致老化的成因，還可以使得視力恢復。

想要使眼睛的機能恢復，必須注意肝臟的保養，與促進它的功能，這是先決的條件。因為唯有使血液循環順暢，才能夠使得氧氣與營養輸送到身體的每一角落，進而防止眼睛的老化。

為了強肝，也必須照顧好胃腸的機能，以便吸收對肝臟、眼睛有幫助的成分。蘆薈湯就是一帖能強肝養眼、活化臟器的藥湯。

想要預防眼睛疾病，並且讓視力恢復，要喝「蘆薈湯」最有效。這一道「蘆薈湯」必須加入一些洋蔥、胡蘿蔔和香菇。

「蘆薈湯」的「配角」——胡蘿蔔，含有豐富的β胡蘿蔔素，一旦進入人體後就能化合成維生素A。這種維生素是視力的恢復、眼睛保健所不可缺少的物質，能夠強化角膜以及眼睛的黏膜，並且修復眼睛的傷痕。

β胡蘿蔔素也能夠防止自由基之害。視力的減弱也可以說是自由基所導致，尤其是牽動水晶體的毛樣體，最容易為自由基所侵害。β胡蘿蔔素能發揮修復受到自由基之害而損傷的細胞功能。

除此之外，蘆薈含有很豐富的黃酮醇，所以也具有很強力的消除自由基作用。蘆薈加上一些胡蘿蔔，可變成一帖非常有益於眼睛修復與保養的藥湯，很值得一試。

2 改善便祕及尿路不順

蘆薈自古以來被當做天然的健康食品以及醫療用品、美容保養品材料，廣受人們所愛用。

現今，生活忙碌，為便祕所苦惱的女性為數不少。蘆薈有緩下作用，其成分之一的蘆薈素、蘆薈瀉素（外皮所含有的苦味成分），一旦進入腸內，將由於腸內細菌的作用而活性化，促使腸內黏液的分泌量增加，所以能增強腸道的蠕動，並且改善便祕的情況。

蘆薈的作用相當強，而蘆薈的果凍狀部分（凝膠）能夠滋潤腸內，使腸道作用變得活潑。所以剛開始食用時，必須要配合自己的身體狀況來決定攝取量。

蘆薈具有良好的利尿作用，能夠治療泌尿方面的疾病。正因為如此，它同時能夠消除浮腫，並且使得全身的新陳代謝轉趨活潑，所以對減肥很有幫助。

換句話說，過度肥胖的人，只要吃冷凍蘆薈，就能夠促進脂肪的代謝，達到健康的標準體重。

蘆薈之所以會被認定為藥草的原因之一，是因為它具有健胃的效果。每當我們飲食過多而感到胃酸不足時，蘆薈就會促進胃液的分泌。

只要胃液的分泌增加，胃的機能就會變得活潑，所以能夠避免消化不良的情況。

反過來說，若是因緊張焦躁而引起胃酸過多的話，蘆薈同時會抑制胃液的分泌。

能夠具有抑制與增加胃酸的雙重作用者，也唯有蘆薈而已。

3 能夠消炎，提高肝功能

蘆薈除了能消除便祕、利尿之外，還具有消炎的作用。

人體一旦遭到異物的侵入，體內就會產生過多的自由基。這種反應就是發炎所引起。然而，在吃了蘆薈之後，由於它能夠抑制自由基的作用，因此能夠防止身體內外的發炎現象。

皮膚上的黑斑，也可以說是紫外線刺激，造成體內發炎因子所引發的一種炎症或是黑色素沈澱，而黑色素一旦沉澱在皮膚裡，就會形成黑斑。

蘆薈由於它會發揮出抗氧化作用，所以食用蘆薈的話，能夠從體內防止黑斑的形成。

蘆薈的效能很廣泛，對於它何以具有如此的多種功能，世界各國的專家們仍在進行相關研究當中。

但是，蘆薈能夠提高肝功能，能夠抑制造成關節炎的物質，以及抑制癌細胞的增殖等等事實，已經獲得許多的臨床實驗的證實。

不過，蘆薈的藥效成分一旦與空氣接觸，很快地就會產生氧化作用，所以最好能利用冷凍的方式保存。但是最好的方法是——摘取了蘆薈之後，能立即使用它。

蘆薈不含卡路里，且含有豐富的鈣、鎂等礦物質，以及各種維生素。它的營養價值比起蔬菜有過之而無不及。為了增進健康與美麗，不妨多多加以利用。

4 極佳的整腸作用、幫助通便

無論西方或東方，在很多的國家裡，蘆薈自古以來就被當作是健康食品。在東方國家的中國以及日本，更把蘆薈視為是藥物般愛惜。

另一方面，歐美各國也認為蘆薈能夠預防以及改善癌症、糖尿病、高血壓等現代生活習慣病，因此不斷地進行著相關的研究。

蘆薈當中有一種含有獨特苦味的「蘆薈素」，多含於它的外皮。這種物質具有緩下作用（也就是促進通便的作用），這是蘆薈最具有代表性的療效。

蘆薈也含有很豐富的食物纖維。通常便祕的最大原因是食物纖維的不足，而蘆薈含有豐富的果膠、半纖維質等食物纖維，所以對促進排便的療效極佳。

蘆薈也含有所謂蘆薈多醣體的物質。它是具有很多分子的高分子多醣體，具有優秀的整腸作用。所謂的「多醣體」，指的是指葡萄糖等單醣類連結成鎖狀的物質。

通常，減肥的人不但會在食量上減量，就連水分的攝取量也會跟著減少，所以往往會導致便祕的狀況惡化。生的蘆薈約含有九十九·五％的水分，因此對於整腸非常有幫助。至於這種作用是否直接跟體重的減輕有關係呢？關於這一點，專家正在研究之中。但不可否定的是，它的整腸功效。

建議吃蘆薈所做成的「蘆薈沙拉」，它能夠消除全身的水腫，而使得排尿的機能轉好，因而加快新陳代謝，體重當然也能夠很自然地減輕。

蘆薈含有多醣體，不含卡路里，在吃了之後會有飽足感，而不想再吃其他的東西，所以能夠在很自然的情況之下減輕體重。

5 提高免疫力，強化胃腸

有很多人為了消除便祕而食用「蘆薈沙拉」。那是因為蘆薈進入腸道後，腸道細菌的活動就會轉趨活躍，腸道的黏液分泌量就會增加，這也是能夠促進腸道蠕動的原因。

因為腸道蠕動功能轉好，通便的情形就會好轉，便祕也就能夠獲得改善。

吃「蘆薈沙拉」這道輕食餐，不但對於胃潰瘍、胃炎、癌症以及糖尿病的症狀有改善的功效，也可以提升免疫力。同時對於胃腸功能能有所提升，也能控制血糖。

第二部

蘆薈改善疾病的見證實例

1 治好眼睛的充血與疲勞

不再紅腫、流淚、畏光

從小我就很喜歡運動。在小學就讀時期我學習芭蕾舞，到了高中時代我成為了一名足球球員。最近幾年，我開始學習各國的民族舞蹈。總而言之，我生來就是個好動的人，要我完全靜下來實在很困難。

不過，因為我一直居住在郊區，過慣了能享受大自然景物的生活，所以並不嚮往五光十色的都會。我在市郊的一家電子公司上班，與父母同住。

我們一家人都吃母親作的飯菜，很少外食，所以在營養上並沒有外食族會有的營養不均衡方面的問題。

不過，每天的工作，我面對的是小型的電腦零件，靠的是眼力，因此眼睛很容易感到疲勞。我因為時常運動，在身體方面並沒有覺得有什麼問題；雖然時常加班到晚上十點才回家，但是只要好好地睡一覺，到第二天，身體的疲勞就能恢復。

但是我的眼睛卻很容易感到疲勞。有的時候，一、兩個晚上睡眠不充足的話，眼睛就會充血，眼淚也會留個不停，眼皮還有明顯的浮腫現象。

而且，眼睛也會變得很畏光。尤其是進入光線充足的地方時，眼睛會有刺痛感，真叫我感到頭痛萬分。

我去看過眼科醫師。醫師開給我一種眼藥水。剛開始點這種藥水時，似乎有一些功效，但是後來卻一點效果也沒有。

就在我苦惱萬分時，一位鄰居教我做蘆薈湯來飲用。

在這以前，我曾經聽過老一輩的人說，蘆薈對健胃很有幫助，可以用來治療各種的疾病。但是蘆薈能夠治療眼睛疾病，還是第一次聽說。我為了改善我的眼睛狀況，當天就做了蘆薈湯來飲用。

老實說，我對「蘆薈湯」不敢抱著太大的期望。但是作夢也想不到才喝了一個多月，就有很明顯的效果。

我的眼睛所感到的疲勞越來越輕，就算睡眠稍微不足，眼睛也不會再像從前有紅腫、頻頻流淚的現象；即使面對強光，眼睛也不會再感到刺痛。

治好了我便祕的宿疾

令我感到意外的是，喝了「蘆薈湯」之後，除了治好眼睛的種種症狀以外，還醫好了我的宿疾。從小學時代我就為便祕所苦，到了高中時代四、五天才排便一次。肚子老是感覺脹脹的很不舒服，甚至被人誤會我懷孕了呢！

一心為了想消除便祕之苦，我試過了好多種緩瀉劑。但是這麼做不僅沒有效果，反而引起了好幾次的胃痙攣，叫我痛苦不堪。

萬萬料想不到，喝了蘆薈湯後，不僅克服了眼睛方面的症狀，同時也使便祕情況好轉了許多。

在喝蘆薈湯半個月之後，我改為兩天飲用一次，一個月後則變成每天喝一次。

我在早晚各飲用蘆薈湯一次，每一次約為三百cc。想不到就如此簡單地克服了眼疾與便祕。

工作太忙碌的人，往往也會引起睡眠不足。一旦累積了疲勞之後，調整眼睛功能的虹膜、毛樣體、眼球肌肉就會累積老舊廢物而變成萎縮硬化。如此一來，視力就會明顯地降低，眼球的虹膜也不能巧妙地進行對於光的調節。

眼睛的機能變差之後，就會時常產生充血的現象。在喝「蘆薈湯」一段時期之後，眼睛細胞的老舊廢物就會被排泄出來。這時，不但是血液會被淨化，血液循環也會轉好，眼睛的機能也將恢復。

2 克服了老花眼的視力模糊

我在四十五歲前，記憶力還不錯，可以一口氣記下好幾十個朋友家的電話號碼，絕對不輸給二十歲上下的年輕人，而且不曾有過健忘的現象。我的這種能力讓同輩的朋友都感到羨慕。

默念這一件事需要集中注意力，所以我非常注意自己的健康狀態。若是有睡眠稍微不足的狀況時，通常只要十分鐘就能夠默念的文章，非得延長到二十分鐘不可。

大約從一年前開始，我感覺到看報紙上的小字體有一些吃力。再隔了不久後，我發覺自己雖然能夠看得清楚遠方的東西，但卻是看不清近處的東西。

原來，這正是所謂的老花眼。

在這以前，我的視力一直在一．〇到一．二之間，所以對於自己的視力很有自信，從來就與眼鏡無緣。正因為如此，一旦使用老花眼鏡時，總感覺到有一點不是滋味，也覺得很不方便。

眼睛變成老花之後，我感到有一點不甘心，認為不應該認命，應該把失去的視力找回來。碰巧在那個時候有一位退休的醫師，到我所居住的社區來義診。

我請教他有關視力衰退的問題時，他為我上了一課：「想恢復視力的話，第一個條件是提高人體所具備的自然治癒力。因為眼睛的老化不只是眼睛肌肉的衰退，更是與內臟機能有著密切的關係。而喝蘆薈湯就能夠增強內臟的機能」。

聽了醫師這番話我覺得非常受用，當天就到朋友家要了一些蘆薈，製作成蘆薈湯來飲用。

我每天大約喝六百cc的蘆薈湯，分成早晚兩次飲用，每一次喝約三百cc。

我每一次做三天份的蘆薈湯，做好之後，就把它們放入冰箱裡冷藏，想喝時再加溫。

大約喝了三個月的蘆薈湯後，我就可以不戴老花眼鏡看報紙了。除了視力變好之外，身體也變得更健康。本來體重是六十九公斤（一六五公分），如今已經減掉了四公斤，變成六十五公斤。

在喝蘆薈湯之前，我的胃腸機能並不好，動輒就會拉肚子，如今這種現象也消失了。

同時，原本嚴重的掉髮問題也改善了許多。

3 眼睛的充血症狀消失了

我的身體狀況一向很不錯，從年輕時到現在四十二歲，不曾住過院，甚至也少有感冒，我也以此為傲。不過我也有一個很大的弱點，那就是視力很差，比起一般人差很多。

說起來或許很少人會相信，一般人都到中老年才會有老花眼，但我自從四十歲起就有了老花眼。遠方的東西我能夠看得一清二楚，但是眼前的東西看起來卻模糊，叫我感到非常苦惱。

我去看過眼科醫師。他在檢查之後，一直鼓勵我說配戴老花眼鏡就可以改善。

雖然聽完之後，我有一些不服氣。但是事實就是事實，所以我在四十歲那一年，在心不甘、情不願的情況下戴上了老花眼鏡。

想不到，配了一副老花眼鏡才一年多的時間，那副眼鏡又幫不上我的忙了；近處的東西看起來又是一片模糊，叫我不得不更換另一副度數更深的老花眼鏡。

在這種情形之下，也不過才短短的三年半時間，我就已經因為度數增加而換了兩副老花眼鏡。

我的老公看在眼裡，不只一次提醒我說：「最好不要頻頻更換老花眼鏡，否則度數會增加得更快……」

聽老公這麼說，我心裡真的開始擔心起來，所以下定決心再也不要更換眼鏡。

但是，戴著度數不合的眼鏡其實非常痛苦，看賬簿或者看細小的數字以後，眼睛會感覺到有如被壓迫似的疼痛，不然就是會頻頻地流淚，以致眼睛會充血。

如果在這種情況之下看書報的話，不僅視線會變得模糊，甚至會開始頭痛。

頭部一旦開始疼痛之後，肩膀也會跟著痠痛起來，那種疼痛彷彿是一塊石塊壓在肩膀上似的，叫人感覺不是很舒服。雖然貼上止痛藥布，但是依然不會有效果。

不過，因為擔憂老花眼度數會繼續增加，我還是沒有更換眼鏡，開始服用一種據說對眼睛很有幫助的維他命。但是眼睛的疼痛仍然有增無減。在忍受不了的情況之下，我又去看了眼科醫師。

一連串的檢查之後，眼科醫師仍然說：「妳的老花眼鏡的度數不夠，眼睛才會疼痛。」

正當我徬徨無助時，有一天在翻看醫藥刊物時看到了一個標題——「喝蘆薈湯對眼睛疾病有幫助」。它的內容大致上說：蘆薈湯能夠對抗自由基，能避免以及消除眼睛的老化。

我立刻到青草店去購買蘆薈，清洗乾淨後，再連同少量的胡蘿蔔、一朵香菇切成小片之後，放入不鏽鋼鍋裡，加入大約一千五百cc的水，用小火熬上兩個小時。

經過兩個小時的熬煮之後，那些蘆薈已經煮爛。然後，我用一塊紗布把蘆薈湯過濾，再把它放入玻璃容器裡面。

在剛開始時，我會在三餐後各飲一次，每一次約為三百五十cc。喝了三天之後，我感覺到似乎喝太多了，於是減少了飲用量，改為在早、晚餐後各喝一杯。一杯的分量為三百cc。

我每天的飲用量約有六百cc左右。在每天持續地飲用一個月後，我感覺到身體狀況越來越健康，走起路來腳步也輕快許多。

在這之前，每到下午時，我就會感覺到很疲憊，一雙腳會開始浮腫。如今我雖然工作到下午，身體也不會感到勞累，早晨起床時也變得容易多了。

最叫我感到不可思議的一件事，無非是老花眼鏡的焦聚又對上了！所以看書報時字體變得很清晰，再也沒有模糊的現象了。

這種未曾有過的現象叫我感到驚奇。同時，隨著眼力的轉好，眼睛疼痛、充血、流淚的症狀也日漸變輕微，最後消失了。

症狀轉好之後，源自眼睛疲勞所導致的頭痛、肩膀痠痛也消失了。同時，感覺精神很清爽。

自從喝蘆薈湯以後，我感覺到持續力比什麼都來得重要。若非我耐心且持續不斷地喝蘆薈湯，我的眼睛疾病也不可能在短時間內好起來。

4 近視改善，視力增強

我的眼睛一向不太好。自從念高中開始，我的視力就很差。右眼的視力只有〇．二，左眼的視力也只有〇．三。正因為視力太差，連看報紙、書籍時都必須戴上眼鏡。

不過，自從三年前我開始喝蘆薈湯之後，只經過兩、三個月的時間，兩眼的視力都提高到〇．五。在我再接再厲地飲用之後，兩眼的視力都提高到〇．七。這樣的結果不僅讓我感到驚訝，就連周遭的人都感到神奇。

其實，我在五年以前就罹患了白內障。所以我一直都在持續看眼科醫師，並且使用他給我的眼藥水。

我在喝蘆薈湯之後，試著停止點用那種眼藥水，想不到視力反而變好許多。這一點叫我感到很意外。

以我來說，每天在三餐後都喝一次蘆薈湯，每一次大約喝三百cc左右。

通常，我只是單純地喝蘆薈湯，偶爾加一些味噌提味，把它當作味噌湯喝。

另外，在日常生活上，當我在看電視時，如果遇到廣告時間，我都會把視線朝遠處看，然後再看看比較近的地方，運動運動眼部的肌肉。或許這樣的保養方式對增進視力也多少有幫助也說不定。

在空閒時，我喜歡寫書法、上網、看一些園藝方面的書籍等等。這些愛好都必須使用到眼力。在以往非戴眼鏡不可的時期裡，我的眼睛很容易感到疲勞，同時也覺得戴眼鏡很麻煩。

現在，不管是看書或上網時，我都不必戴上眼鏡了呢！

5 白內障、飛蚊症獲得改善

從一年前開始，我就感覺到眼前有許多「黑蟲」在飛來飛去。那時我感到非常害怕，猜想自己很可能是罹患了什麼重大的疾病，所以就到醫院去接受檢查。

結果醫師告訴我，那是所謂的「飛蚊症」，而且並沒有什麼藥物可以治療。但只要症狀一直保持穩定，就用不著去操心。

不久之後，我的視線變得有些模糊，不能很清楚地看清東西，而且這種症狀似乎越來越嚴重。在工作方面雖然還沒有產生很大的影響，但是只要連續看一個小時的電視節目，視力就會變得很模糊，再也無法看下去。

有時候晚上在自動販賣機前買飲料，由於看不清楚隔著玻璃的商品，無法確認是否是買到自己想買的東西，時常買到不是自己要買的飲料。

「飛蚊症」對我的影響並不算太大，但是視線的模糊就不一樣了。它在我的生活上造成很大的影響，所以我在苦惱之下又去求助眼科醫師。

「妳罹患了白內障。」醫師在檢查完後這麼對我說。

按照醫師的說法，我的右眼水晶體已經相當地混濁。正因為如此，眼睛才會看不清東西，視線才會變得模糊。

但是醫師又說，我的白內障並沒有立即開刀的必要，所以他給我一種能夠防止白內障惡化的眼藥水，並要我按時點，先觀看情形再說。

我拿眼藥水回來之後，按照醫師的指示，每天點三～四次。不過，那種眼藥水只能減緩白內障繼續惡化，並不能夠使視力好轉。

正因為眼睛的問題不能獲得改善，因此我每天仍過著鬱鬱寡歡的日子。每當想到視力並沒有獲得改善時，我就會感覺到前途一片黑暗。

在一次偶然的機會，我看到一篇醫學健康刊物的報導——「蘆薈湯」

能夠改善並克服眼睛疾病的專文。閱讀了這一則報導之後，我決定喝蘆薈湯試試看。

根據那一篇報導，蘆薈湯不但能夠改善白內障，同時對於眼睛的保健也非常有效。只要每天喝大約五、六百cc的蘆薈湯，就能夠活化眼睛細胞，有助於眼睛的健康。

我在每天的早晚飯後都飲用一杯（大約三百cc）蘆薈湯。如此持續飲用一個月後，效果開始慢慢地出現了。那時我的第一個感覺是——視力開始變得比較明亮。

在這以前，每當外出時，外面的景物看起來總是有些模糊不清，現在，一切看起來相當的明亮。

再經過一個月之後，景色看起來更為清晰，眼睛不再動輒流淚。就算連續看兩個小時的電視，眼睛也不會感到疲勞。

我為了確認自己的視力好轉多少，又到之前的那一個經常購買的自動販賣機前購買飲料。以前，我不能透過販賣機的玻璃看到飲料罐上的文字，現在則已經可以很清楚地看到了。

同時，在我眼前飛舞的黑點也差不多全部消失不見了。我相信持續地喝下去，在不久後它們就會完全地消失，恢復我以往的視力。

6 眼睛不再感到疲勞

我不知道從何時開始，發覺到自己的一雙眼睛變得死氣沉沉。每次照鏡子時，我總是會感覺到自己的眼睛似乎變得無力，連眼神也變得呆滯。

我本來以為這種現象或多或少是受到眼睛周圍小皺紋的影響，但是久了之後我開始覺得事情不可能會是如此。因為從一、兩年前開始，我逐漸地感覺到眼球有一種膨脹感，讓人感到很不舒服。

或許由於眼部的肌肉稍微鬆弛，才使我感覺到眼睛有一種倦怠感吧？

那時，我時常垂著頭，並且時常細瞇著眼睛。

看到我這種模樣，我的上司老是以「無精打采」四個字來形容我。正因為如此，我受到了很大的打擊，決定向眼科醫師報到。

經過眼科醫師檢查後，他說：「你有白內障，眼壓又高，所以視力才會降低。不過，還不算太壞……」

在這之後的兩個月內，我用掉了醫師給我的五小瓶眼藥水，但是眼睛的症狀仍然沒有好轉。原來，那種藥水只能夠防止白內障的惡化而已。

那時，我有一位親戚因為眼睛比較差，正在飲用蘆薈湯。他對我說，經過長時間熬成的蘆薈湯具有很強的藥效，能夠克服各種眼睛的疾病。

因為我這位親戚的眼疾有了大幅度的改善，所以我也試著飲用蘆薈湯。

僅僅喝了一個多月的蘆薈湯後，我發現自己的眼睛再也不像以前那樣的害怕煙霧以及汽車的排氣了。

再過了三個月後，我眼睛的腫脹感已經消失。眼睛不再感到壓迫，感覺到比以前舒服多了。

在以往，我因為眼睛不舒服，看了書報就會感到頭痛，所以很久不曾接觸書報。到了最近，就算持續閱讀兩個小時，眼睛也不會感到疲倦。

我的么妹一向以她的一雙眼睛自豪。以往她兩眼的裸視有一·二，完全與眼疾並無關。最近幾年以來，很可能是由於在工作上必須使用電腦的緣故，又加上她喜歡在光線不充足的地方看書，以致視力降低到〇·五。最近，她時常說眼睛不舒服，原因可能在此吧！她不但眼睛會感到疲勞，連帶地肩膀、頸部也會感到僵硬、疼痛，讓她苦惱不已。

么妹在三十歲以前，不管眼睛如何地感到疲勞，肩膀如何地痠痛，只要有一夜充足的睡眠，到了翌日，那些症狀都會消失。想不到過了三十大關之後，情況完全改觀。

在三十二歲開始，每當眼睛感到疲勞，連帶又引起肩膀痠痛時，就算好好地睡一覺，翌日仍然不會消失。不僅如此而已，同時還引起了偏頭痛。

而且，眼睛一旦充血以後，經過一段長時間仍然不會消失，又時時流出眼淚，使她感到非常的苦惱。

由於我有切身的經驗，於是我勸么妹做蘆薈湯喝。么妹是一個很新潮的女人，她一向只信現代醫學，對於所謂的民間療法不屑一顧。我費盡了一番唇舌之後，她才表示可以「試試看」。

結果，她才剛飲用蘆薈湯半個月時，眼睛各種症狀就有了改善。本來一直在流淚的眼睛逐漸不再流淚了；長時間看書報，眼睛也不會再感到疲倦；雖然偶爾還會充血，但是很快地就消失了。

7 眼前終於再放光明

我在一家倉儲公司服務，每天的工作都在處理以及搬運倉庫裡的貨物。正因為如此，公司的保健部人員都要求我們每天洗臉、洗眼睛，以及漱口多次。理由是倉庫裡面充滿了微細的灰塵，只要稍微不防備，那些灰塵就會侵犯我們的眼、鼻和喉嚨。

通常在作業時間內，我們都要帶防塵口罩以及防塵眼罩。但是在忙碌的作業中，會嫌它礙手礙腳而取下。或許正因為如此，問題就來了。

大約從一年前開始，我的眼睛開始出現毛病。首先發現的是——只要進入明亮的地方時，我就會感覺到光線很刺眼。

不久後，早晨起床時，眼睛會充血，而且眼屎非常多，多得致使我的上下眼睫毛黏在一起，以致睜不開眼。

每當眼屎很多時，眼睛必然會充血。仔細地看眼睛時，眼白的部分變成黃色，而眼白與眼球的分界變成不明顯。

又經過一段時間之後，東西看起來變得模糊。在這以前，看近處的東西偶爾會看不清，但是沒有這麼嚴重。在這種情況之下，我只好去看醫師。

眼科醫師在經過檢查之後，說我的兩眼都是患了初期的白內障。原來，我感覺到亮光刺眼是白內障所造成的。

至於過多的眼屎不外是倉庫內的灰塵所帶來的。眼科醫師給了我眼藥，交代我每天點眼三、四次，在兩個月後再檢查一次。

有一天，我去參加親戚們的一個集會，當我向一位長輩談到我的眼睛症狀時，他教我要飲用蘆薈湯。原來他以前也曾為眼疾所苦，後來是以喝蘆薈湯的方式克服了多年的眼疾。

從第二天開始，我開始製作蘆薈湯來飲用。每天飲用兩、三次，都是在飯後喝。每一次大約喝三百cc。

如此實行了大約一個月後，早晨起床後再也沒有眼屎了，眼睛也不再充血。

再接再厲地實施了一、兩個月後，白內障會有的感到光線刺眼、視線模糊的現象不復存在。以前的一切好像是作了一場惡夢似的。

四個月後，我又到眼科醫院接受檢查，這一次醫師對我說：「你的白內障幾乎都消失了！」真的是讓人感到非常地高興。

最近，我仔細地觀察自己的眼睛之後才知道，我眼白部分的混濁現象消失了，同時眼白與眼球的分界也非常地分明。

8便祕消失，排尿順暢，瘦身成功

我的身體狀況非常糟。別人在成年後才為便祕所苦，我卻是在上小學時就有便祕的情形。三、四天才排一次便是家常便飯，嚴重時一個星期沒排便也不稀奇。

同時，我的排尿也極不順暢。就算一天喝一千cc以上的水，只能夠排兩次的尿。正因為如此，我的臉孔和身體老是浮腫得很厲害，又很容易發胖。

在距今五年以前，我的體重已經達到五十五公斤（身高一五〇公分）看自己肥胖到這樣的程度，我只好開始限制自己的飲食量，盡量少吃一些。沒想到，食量減少之後，不但沒有使體重減輕，反而使便祕情況更為惡化。肚子脹得比以前更大，痛苦更為加深。

居住在附近的表姊知道我的症狀之後，用冰糖煮蘆薈給我吃。她要我在夜晚就寢前，吃一茶匙的糖煮蘆薈。只吃一次，在第二天早晨，我就被一陣陣便意催醒過來，立刻奔到洗手間，在毫無困難之下排出我積了將近十天的一大堆宿便。

如此快速的藥效，真的讓我嚇了一大跳！

從此以後，在每天晚上我都會吃一些糖煮蘆薈。的確，蘆薈的功效如神，不久後，便祕已經遠離我而遠去。

只是，我很擔心吃糖煮蘆薈會讓我原來臃腫的身體更加發胖，所以我不再吃糖煮蘆薈，而改吃「冷凍蘆薈」。

在我每天持續地吃「冷凍蘆薈」之後，我的飲食的分量以及內容並沒有改變，但是每天都能夠按時地排便一次。同時，排尿的次數也從一天兩次增多到六次。

如此大約經過兩星期之後，我的臉孔以及身體的浮腫日漸消退，尤其是下半身感覺輕盈許多，再也沒有那種沉甸甸的感覺。

它的好處不僅如此，我在吃「冷凍蘆薈」一個月後，體重就減輕了三公斤。從第二個月起，每一個月平均減輕兩公斤，半年後，我的體重變成了四十二公斤。

我認為，吃「冷凍蘆薈」最大的好處是——它能夠使我的體重維持最佳的狀態。我在減輕到四十二公斤之後，身體的健康狀態雖然還不壞，不過，我認為稍微瘦了一些。

想不到，之後我的體重又緩慢地增加，胸部與臂部稍微變得豐滿一些，半年後，體重增加到四十六公斤。從此後就維持了這樣的體重。

這是我在吃蘆薈減肥後的事，我在兩年前跟辦公室的男同事結婚了。婚後，我辭掉工作較少出門，運動量比較少的結果，我又稍微胖了起來。

為了不再胖回去，我又開始吃起了「冷凍蘆薈」。於是，體重又恢復到四十六公斤。

還好，我家種植了不少蘆薈，所以要做「冷凍蘆薈」時，只要拔下一、兩根就可以了，可以說是既經濟又實惠。

根據我自己的經驗，只要每天都持續地吃「冷凍蘆薈」，就算運動量不足，或者稍微飲食過量，也不至於發生肥胖現象，可以說是家庭主婦的美容利器。

吃蘆薈時，或者有極少部分的人會腹瀉。凡是這一類型的人，只要稍微減少一些蘆薈量，就不會再有腹瀉的現象。

吃「冷凍蘆薈」有不少好處，而且長期食用，它的藥效也能夠持續。它與抗生素最大的不同點是——在長期服用後，藥效也不會消失。

9 治好慢性的口內炎

我在去年春季突然罹患了急性胰臟炎，以致體力一落千丈。

在罹患這種疾病之前，我從事相當耗費精神與體力的工作，但是並不會感到疲倦。

罹患胰臟癌之後，只要勞心勞力，下班回到家之後幾乎就動彈不得，疲倦到只想上床睡覺。

我本來很喜歡打網球，在生病之後，就算有心打網球，也是心有餘而力不足，只能望球興嘆。

之後我就很少出門了，連例假日都只有窩在家裡。那時我時常到醫院看病，雖然長期服用藥物，但是效果仍然不彰。

最惱人的一件事是，每次身體感到不舒服時，口腔內就會產生發炎現象。也因為嘴裡發炎長出許多水泡，痛得連吃飯都變成一件苦差事。

我的一位同事好心地教我吃「冷凍蘆薈」。剛開始時，我以為蘆薈一定很苦，很難入口。但是因為經過了冷凍，它吃起來並沒有什麼苦味，就連平時最怕「吃苦」的我，也可能從容地吃下它。

我屬於陽性體質，很容易長出面皰，而且又長期為便祕所苦。想不到的是，在吃「冷凍蘆薈」一個星期之後，便祕完全改善，變成每天可以按時排便一次，肚子也不再有脹脹的感覺。

在吃「冷凍蘆薈」以前，我每次忘記服藥時，身體就會感覺到很不舒服，現在我已經沒有那種感覺了。

最讓我感到高興的一件事是，在一個月之後，長年糾纏我的口內炎完全消失了。

胰臟炎痊癒後，我那種渾身的疲倦感已經消失，又再度地恢復往日的幹勁。我開始在球場上奔馳，跟球友們一起打球。

蘆薈的確能夠治好口內炎。醫學界在經過一連串的研究之後，已經證明了這一點。利用蘆薈製成的舌下錠可供口內炎患者服用。蘆薈含有很豐富的多醣體，因此只要持續不斷地食用，就能夠提升免疫力。它的作用很緩和，所以對於開刀後的體力恢復也很有幫助。

10 肝功能提高

在結婚之前，我的體重一直維持在四十八公斤左右（身高為一五二公分）。想不到在生完孩子以後，才三十歲的我，體重已經達五十八公斤。

我的老公屢次語帶威脅地對我說：「如果再繼續胖下去的話，我就要跟妳離婚！」雖然是嘴上說說的玩笑話，但是我心裡難免會想萬一弄假成真怎麼辦！於是，我努力地想減肥，不過……減肥談何容易！

大約一年前，我遇到好久不曾謀面的女同學。她看到發胖的我時非常驚訝，但是她叫我別擔心，還教我吃「冷凍蘆薈」。

這種「冷凍蘆薈」做起來很簡單，只要把蘆薈的葉子切成細條狀，放入冰箱冷凍庫冷凍一小時左右，每天三餐後取出來吃幾片就可以了。

我把蘆薈去掉外面的刺之後，再切成細小片，放入冰箱的冷凍庫保存。在吃完三餐之後，我取出幾片「冷凍蘆薈」，再加入一些優酪乳或者沾醬再吃。

這樣吃了大約半個月後，本來三天才排便一次的困擾也消失了，變成每天都能夠按時排便一次。

排泄變得順暢之後，我的肚子逐漸地縮了進去，下半身的浮腫也跟著消失。

本來，這樣的改善已經讓我感到很滿足，想不到連體重也逐漸地減輕。在那段期間，我仍然大吃大啖我自己喜歡吃的東西，同時也沒有戒酒，但是卻這樣一個月平均減輕一公斤。

現在，我的體重為五十一公斤，距離四十八公斤已經不遠了。

另外，我發現蘆薈對肝臟也有很大的好處。我一向很喜歡喝酒，尤其在晚餐時非喝一點酒不可。自從開始吃了「冷凍蘆薈」以後，喝酒之後也能夠感覺到頭腦很清醒，不容易醉。

我認為吃「冷凍蘆薈」不僅能夠消除便祕，也能消除體內多餘的脂肪，同時也能排除體內的毒素，並且增強身體的免疫力。

除此之外，大約在十年前，我的母親因為工作關係，精神方面的壓力相當大，身體方面也感覺到相當的疲憊，加上又碰到更年期，所以血壓升高了不少。

她在五十五歲時，高血壓已經升高到一六〇，而低血壓也高達一百。那時，又加上家裡發生了一連串不幸的事故，讓我的母親感覺到非常地沮喪，以致飲食量大減，本來六十公斤的體重（身高為一五七公分）減輕到四十八公斤。

我看在眼裡感覺到心痛，但是卻又幫不上什麼忙，只能夠勸我的母親吃一些「冷凍蘆薈」。

我的母親表示，那種蘆薈特有的氣味她實在不敢領教，所以她在「冷凍蘆薈」上淋一些優酪乳再吃。這種吃法似乎很適合她，她在早、晚餐後各吃一次加優酪乳的「冷凍蘆薈」。三天後，慢性的便祕獲得大幅的改善，本來三、四天才排便一次，變成每天都能夠按時排便。

在便祕獲得改善之後，我的母親仍然持續地吃「冷凍蘆薈」。因為她感覺到身體的狀況日漸地轉好，甚至連皮膚也變好。臉上本來長有一些黑斑，現在連那些黑斑也變淡了許多。

母親持續地吃「冷凍蘆薈」半年之後，偏高的血壓轉趨為正常。如今，她的高血壓已經下降到一四〇，低血壓也降低到九十，維持在正常的範圍值。

吃蘆薈還有另一個好處，它對醒酒也很有幫助。母親是很喜歡喝酒的人，她在晚餐時都會喝一瓶啤酒。在以往，我的母親時常有酒醉的現象，現在她已經沒有醉酒的現象了。

原來，她在喝酒時都不忘同時吃一些「冷凍蘆薈」。這就是她避免酒醉的法寶呢！

另外，我母親很喜歡吃螃蟹以及蝦子，而且每次吃的量很多，所以她的膽固醇值高達二四〇mg／dl。吃「冷凍蘆薈」半年之後，現在她的膽固醇值降低到二〇〇mg／dl，已經恢復正常的範圍。

前一天，我的母親到醫院接受體檢。雖然她仍舊在喝酒，但是肝機能值卻完全正常。

蘆薈能夠調整末梢血管的血液循環，所以能夠使過高的血壓降低，過低的血壓升高。根據臨床實驗得知，它對解酒也有很大的功效。

蘆薈生葉所含有的藥效最為豐富，這一點是經過加工的蘆薈所比不上的。所以除了不得已的情況以外，最好盡量使用新鮮的蘆薈葉子。

11 三酸甘油酯大幅下降

現今回想起來，在那一段肥胖的歲月裡，我只是一個亞健康狀態的人。身體時常感到不舒服，那裡疼、這裡也痛，簡直沒有過過一天舒服無病痛的日子。

在那個只有亞健康的時期裡，每年的健康檢查我都無法過關，每一次醫師都叮嚀我要注意。尤其是去年身體狀況最糟糕，總膽固醇值達到二七〇mg／dl。醫師說，那是我體內多餘的脂肪在作怪，所以身體各處會感覺到不舒服。

同時，血壓也超過了正常的範圍。那時，我的高血壓為一六〇，低血壓也有九十五。

很可能是血壓過高的關係，我時常感覺到頭痛、眩暈以及頸部僵痛。那時，我明知道這種狀態很危險，但是總覺得運動以及飲食療法很麻煩，所以並沒有付諸實行。

本來我的體態就相當的豐滿，想不到在生產之後，體重竟然增加了二十公斤，變成了七十公斤。當時，我認為生產後變胖是很正常的一件事，所以也就沒有去理會它。

在這之後，體重雖然稍減，不過仍然在六十五公斤上下徘徊，不曾明顯地消瘦過。

同時，隨著肥胖，嚴重的便祕也緊接而來。到了最近，便祕更進一步惡化，有時整整一個星期不排便，換來的是小腹脹、皮膚粗糙以及口臭的狀況，實在叫人受不了。

一直到去年的秋天，一位同事教我吃「冷凍蘆薈」。他說吃這種冷凍過的蘆薈不僅能夠解決便祕的問題，也能夠消除體內多餘的脂肪。

聽到同事如此說時，我並不十分相信，不過我認為仍值得一試。那時，我每天使用二～三片蘆薈的葉子，洗淨後削掉葉子上的刺，再切成細條狀，放入冰箱裡冷凍。每次吃三餐前取出一些，再淋上蜂蜜或優酪乳吃。這種冰凍蘆薈的口感非常好。

叫我感到驚訝的一件事是，吃冷凍蘆薈的第三天，效果就出現了！那一天，我一大早就有了便意，一進入洗手間後很快地排便。

從那一天開始，只要我沒有忘記去吃冷凍蘆薈，第二天必定能夠按時地排便。所以我不再為便祕所苦了。

剛開始時，我是為了消除便祕才吃冷凍蘆薈的。萬萬料想不到經過一個多月後，我的肚子周圍感覺到結實一些。三個月後量體重時，我的體重竟然減輕了六公斤，變成了五十九公斤！

在那一段時間內，我並沒有限制自己的飲食，想不到蘆薈的效果會如此地驚人。

很可能是由於浮腫消退的關係，所以體重才會減輕那麼多。體態變輕盈的結果是，以前的衣服穿起來變得非常的寬鬆，所以我只好又敗金地購買一些新衣服。

今年的健康檢查又叫我嚇一跳！以前高達二七〇mg／dl的總膽固醇值已經降低到一九〇mg／dl，三酸甘油脂也從一九〇mg／dl下降到七十五mg／dl。血壓也降低到一三〇～八〇之間。一切都回歸到正常值，連醫師也嚇了一大跳。

除此之外，我本來很不順的生理週期也穩定了下來，皮膚變得細緻許多，化起妝來更容易上妝。往年每到冬天我都要感冒好幾次，今年則一次也沒有感冒過。

我的健康情形獲得大幅度的改善，不再是亞健康狀態，再也沒有病痛來折磨我了。不過到現在我還是持續地在吃「冷凍蘆薈」。

蘆薈的促進通便效果，不同於一般市販的通便劑，它果凍狀的多醣體能夠滋潤腸道，使宿便容易被排出來。

蘆薈也含有對女性生理不順以及美容有效的物質，並且能夠提高人體的免疫力以及抵抗力，所以對現代生活習慣病的預防與改善很有幫助。

除此之外，我的大姊已經五十二歲。當她在一個月前參加同學會時，她的同學們都異口同聲地表示：「妳跟以前完全一樣，一點也沒有變！」也有人稱讚她的皮膚很好。

其實，我的大姊在吃「冷凍蘆薈」以前，臉上長了很多的斑斑點點，皮膚狀況並不好。

那時，大姊的最大煩惱是嚴重的便祕。一個星期不排便是司空見慣的一件事情。而便祕是皮膚的大敵，所以，無論花了多少功夫保養皮膚也都徒勞無功。

由於便祕的關係，大姊的肩膀與背部時常會感到痠痛。有時候更嚴重時，她會感到噁心，甚至會吐了出來，所以連一般的家事也沒辦法做。

不過，她在三年前就聽說「冷凍蘆薈」對便祕很有效，所以，毫不考慮地吃起了「冷凍蘆薈」。

我的大姊在每天早晚兩餐後，都不忘吃一些「冷凍蘆薈」。有時她會加入一些優酪乳，有時則加入一些蜂蜜，偶爾也會淋上一些美奶滋再吃。

如此每天都吃「冷凍蘆薈」之後，她不但解決了長年糾纏不放的便祕，同時也克服了頭痛、肩膀以及背部的痠痛。

不僅如此而已，她臉上的斑斑點點也逐漸地消失，皮膚也越來越好。

我大姊對她的同學們說出吃「冷凍蘆薈」的好處後，那些同學都表示願意試試看。大姊教她們作法以及吃法以後，有些人血壓降低了，也有些人總膽固醇降低了。

蘆薈含有美白皮膚的精油，不僅用來外敷皮膚很有效，使用內服的方式更能夠發揮它的效用。同時，蘆薈也能有效改善末梢血管的血液循環，所以對血液循環不良所引起的頭痛、肩膀以及背部痠痛也很有效。

12 濕疹與痔瘡都好了

我在三十八歲時，為了治療頸部動脈的疾病，接受了長達八個小時的手術治療。想不到的是，經過那一次手術後，我的體質就變得非常敏感。那時，我的鼻炎動不動就會發作，不是流鼻涕就是鼻塞，而且一向很健康的皮膚也變得容易過敏。

每年到了冬天，我的手、腳以及肩膀都會長出蕁麻疹，而且碰到化學纖維或者使用沐浴精之後，皮膚就會發癢。不僅如此，臉上還時常會長出紅色的濕疹。

俗語說「禍不單行」，我在變成過敏性體質之後，還為了嚴重的便祕問題感到困擾不已。生下了第二個小孩後不幸又長了痔瘡，每次排便時都會感到劇痛而且出血。

待出血的症狀稍微停止後，便祕又會再度地光臨，就這樣日復一日地惡性循環著。

在這段便祕的時期裡，我的腹部感覺到脹脹的，頭部也一直有沉重的感覺，有時還有嘔吐的現象。

除此之外，身體的水腫症狀也相當嚴重，體重方面則是有增無減。我的身高有一五三公分，而體重卻有七十公斤，超過標準體重實在太多，的確是太胖了。

為了克服這些惱人的症狀，我聽從了一位鄰居的建議，開始吃蘆薈。我家的後院種了不少蘆薈，因此得來毫不費力。

我聽那一位鄰居說，為了充分獲得蘆薈的藥效，最好吃蘆薈外皮與葉肉間的部分。不過，蘆薈的生葉很苦，實在叫人難以下嚥。

而且，蘆薈的葉子不太容易保存。可是，如果把它們加熱，它所含有的藥效勢必將被破壞掉。

關於這一點，我在翻看健康雜誌後，才知道居然還有「冷凍蘆薈」的吃法。於是我依樣畫葫蘆，把蘆薈的外皮削掉，洗淨之後，再切成細條，放入冰箱的冷凍室一小段時間。

每次吃早晚兩餐時，各取出一些冷凍蘆薈，淋上一些美奶滋再吃。味道與口感都相當的好，並沒有什麼苦味。

大約吃了十天之後，我的便祕便逐漸地獲得改善，相對地痔瘡也一天比一天好轉，浮腫也日漸消退，身體也變輕盈多了，再也沒有沉重的感覺。

幾乎在此同時，體重也開始減輕。結果在半年內總共減輕了八公斤。

本來已經慢性化的過敏性濕疹在半年後已經消失殆盡。而且，鼻炎也不復存在。我的體質已經獲得改善。

13 長高兩公分，並且胸部變豐滿

我從今年的春天開始吃「冷凍蘆薈」。母親聽到一位朋友說吃蘆薈有助於減肥，所以就到附近的青草店買回來了一整盆的蘆薈，教我每次取下兩、三片的蘆薈葉子，削掉葉上的刺，再切成細條狀，放入冰箱的冷凍室，待早、晚飯後取出一些當沙拉吃。

我的感覺是，那種冷凍過的蘆薈片吃起來脆脆的，只是有一些苦味。為了蓋住這個味道，於是我在冷凍蘆薈上面淋上一些優酪乳再吃。

叫人感到不可思議的是——吃了冷凍蘆薈後，本來飢餓的肚子就會稍有飽足感，再也不想吃蛋糕或者餅乾之類的點心。正因為如此，除了正餐之外，若是肚子餓時，我都會吃一些冷凍蘆薈。

在開始吃冷凍蘆薈時，正是我為了考大學而猛啃書的時期。由於時常感覺到焦躁緊張所以大吃蛋糕、點心之類的澱粉類食物，所以變胖許多。不過，只要我在三餐之間吃一些「冷凍蘆薈」，我的肚子就不會感到飢餓，所以我也就不必因此而吃甜點蛋糕之類的食物了。

同時，由於肚子不會動輒感覺到飢餓，我的精神狀態也變好很多，可以集中精神用功唸書，於是我考上了自己夢寐以求的大學。

在三餐方面我並沒有刻意地減少食量，不過由於不再吃甜點、蛋糕之類的食物，我的體重開始慢慢地減輕。

之前因為吃了大量甜點、糕餅而增加的五公斤體重，在三個月後減輕了四公斤，變成四十三公斤。

這樣下來，我腹部周圍以及臂部多餘的脂肪消失了不少。最叫我感到驚訝的一件事是——我的身高竟然增加了兩公分。我在讀國中時身高就停留在一四九公分，始終不曾再長高過。

為了自己的矮小身材，我一直感覺到很煩惱。曾經去看過醫師，醫師都對我說：「妳恐怕已經無法再長高了。」為此我感到非常地灰心。

前幾天我去量身高的結果，才知道身高竟然長高了兩公分！好不容易突破一五〇公分，變成一五一公分。我幾乎不敢相信這是事實，但是到好幾個地方量了好多次之後，確認都是一五一公分。

除此之外，吃了冷凍蘆薈後，另一種改變是胸部變大了。

在這以前，我穿的是A罩杯，現在A罩杯已經穿不下，得改穿B罩杯的內衣。胸部看起來比以前豐滿。

持續地吃「冷凍蘆薈」以後，體重減輕了四公斤，身高卻增加兩公分，胸罩也由A罩杯升級為B罩杯。不管在身材或是精神狀況都變好了很多。

我希望自己能夠再長高一些，所以仍然持續地在吃冷凍蘆薈。

我的母親不僅是教我吃冷凍蘆薈，她自己也吃冷凍蘆薈。母親跟我稍有不同，她並非在早、晚飯後吃冷凍蘆薈，而是在早、午、晚飯前各一次。

大約吃冷凍蘆薈一個月後，母親的體重開始減輕。母親的身高比我高，她的身高為一五五公分，體重五十九公斤。如今才事隔三個月，我的母親已經減輕了六公斤，變成五十三公斤。為此她感覺到很高興。

另外，我的母親本來有嚴重的便祕，一直在服用軟便劑。如今她已經不服用那種藥物了。

蘆薈含有的多醣體，可使人在食用蘆薈之後，增加飽足感、降低食欲。另外，還具有安定神經的作用，是古代的安眠劑。

蘆薈的生物激素與荷爾蒙成分，能夠促進成長荷爾蒙以及女性荷爾蒙的分泌，所以有助於長高以及胸部的發育。

14 體臭消失，精神變好

自從過了四十大關之後，我的身體狀態有了很大的改變，那就是——一旦感到疲勞後就很難恢復。早晨到了上班時間身體感到很疲倦，腳也變得很沉重。

由於在工作方面我承受著很大的壓力，精神方面也感到不勝負荷，身心兩方面都感到不好受。

這些情況我老婆都看在眼裡。她在某一天的晚餐後端出了一盤冷凍過的蘆薈片，淋了一些優酪乳在上面要我吃。

我知道蘆薈是一種能健胃的藥草，對於胃腸病、便祕有很大的幫助，但是並不曉得它也能夠消除疲勞。

我的老婆說，蘆薈的好處還不只如此而已，她說吃蘆薈甚至可以減肥呢！

想不到，吃了冷凍蘆薈差不多一個月之後，我的身體有了明顯的變化。

說起來也慚愧，我今年雖然只有四十三歲，但是在夫婦「性生活」方面幾乎完全不行了。在以前頂多一個月能夠跟老婆親近一次，如今則每星期至少有一次。

由於我的精力有很明顯的恢復，以前那種動輒就會感到疲勞的現象已經不復存在。精神充沛，同時對工作方面也充滿了幹勁。

除此之外，我的老婆和高中一年級的女兒也在吃冷凍蘆薈。

我的女兒身高有一五五公分，以高中一年級的女孩來說並不算高。想不到，在吃冷凍蘆薈半年以後，她身上穿的裙子變短了一些。

後來，女兒到學校的保健室量身高，才知道她在半年內長高了三公分。如今她的身高為一五八公分。

不僅如此而已，根據我老婆的說法，女兒的胸部也更加發育，她以前穿C罩杯的內衣，現在已經升級為D罩杯的內衣。

我女兒的體重並沒有改變，但是由於長高三公分，胸部又更發育了一些，因此身材更顯得窈窕。她時常去光顧的女裝店老闆娘也說：「妳的身材變得越來越讚嘍！」聽到這句話，我女兒感覺到非常高興。

吃了冷凍蘆薈半年後，我的老婆也減輕了三公斤的體重。以前她的體重為五十七公斤（身高一五八公分），如今已經減輕到五十四公斤。

在半年後，我自己也減輕了五公斤。我本來的體重為八十五公斤（身高一七七公分），現在為八十公斤。

我在那一段肥胖的日子裡，一旦戴上太陽眼鏡，妻子與女兒都會異口同聲地說：「你看起來很像歹徒。」現在她們倆都不再這麼說了。

除此之外，吃了冷凍蘆薈幾個月後，我的老婆對我說：「你的體臭消失了耶！」在這以前，每到夏季時，我的體臭就會很嚴重，以致晚上還沒有洗澡前，她們都不想靠近我，說我是「臭蟲老爸」。

到了今年的夏天，我不再被叫「臭蟲老爸」啦！

蘆薈有豐富的維生素、礦物質以及胺基酸。由於它所含有的營養很均衡，所以對於疲勞的恢復很有效。

尤其是對於年紀還不算大，卻陷入精力不足、在「性」方面顯出早衰的人，更有幫助。

有很多人由於肥胖而罹患糖尿病。根據歐美方面的研究得知——蘆薈能夠促進胰島素（使血糖下降的荷爾蒙）的分泌，能促使過高的血糖值下降。

除此以外，蘆薈對於降低膽固醇值也有幫助。

想要預防以及改善成人病，可以多吃冷凍蘆薈。

15 再也沒有人叫我胖子

我是在去年的秋季，第一次吃到冷凍蘆薈。

而在去年的夏季，我因為耐不住那種酷熱而病倒。這一病整整讓我在床上躺了一個月。因為身體太孱弱，到了中秋節的時候還沒有恢復健康。由於整天都感到疲倦萬分，精神太差的結果在工作方面屢出差錯。

就在我感覺到沮喪、不知如何是好之際，有一位同事教我做冷凍蘆薈吃。他說蘆薈能夠解決我的問題。

我聽到「蘆薈」兩個字時，立刻想到它的苦味。因為我的妹妹在十多年前，為了她滿臉的面皰吃過蘆薈。我曾經舔過一下蘆薈，哇！苦得不得了。

不過，為了突破目前的困境，我倒願意試試看。那一天，我就到附近一家寺廟的後山取得一些蘆薈，回到家之後去掉它們葉子上面的刺，再切成細條狀，放入冰箱裡冷凍大約一個小時。

在晚飯後，我取出冰凍過的蘆薈。當下，我猶豫了一下，取了一小片冷凍蘆薈嚼嚼看。想不到，它並沒有我預料中的苦澀，吃起來脆脆的，所以我一連吃了好多片。淋上一些優酪乳以後，感覺相當的可口，從此以後，我早晚都會吃一些冷凍蘆薈。

吃了冷凍蘆薈大約一個半月後，我的通便情形轉好，肚子的脹氣已經完全消失，消化也變得非常好。

不久以後，身體也逐漸變得靈活許多，渾身疲倦的感覺已經不復存在，又再度恢復了以往的體力。

體力恢復了以後，在「性」方面的能力也增強了很多。我今年雖然只有三十三歲，但是自從老婆生了第一個小孩後，我極少再跟她有過性生活。況且，我因為酷熱而病倒以後，因為體力很虛弱，整整在一年之內不曾跟老婆燕好，差不多已經把夫妻的性愛這件事忘記了。

萬萬料想不到，持續地吃冷凍蘆薈以後，我逐漸地恢復了年輕時的精力。不管工作如何忙碌，身體也不會感覺到疲倦。相對地，夫妻夜生活的次數就在無形中增加了許多。

我的老婆對我的改變感到驚訝，但是對於宛如回到新婚時代的夫妻生活，她感覺到很滿意，對我的態度也有了一百八十度的轉變。

那時，我曾經問過不少的男同事關於他們的性生活次數，結果他們都說——平均一個月有一、兩次，所以當他們聽到每星期有兩、三次時都嚇了一跳。

除此之外，吃「冷凍蘆薈」以後，不但精力恢復，不再感到疲倦，同時我也獲得減肥的效果。

我的身高為一六二公分，體重為六十八公斤，但是在吃冷凍蘆薈之後，僅僅在兩個月之內，我的體重就甩掉了四公斤。

這之後，我的體重仍然持續地在減輕。在十個月以後，總共減少了十公斤，竟成了五十八公斤。

我消瘦的部分，主要是腹部周圍以及下巴頸部一帶。以前我穿三十七腰的牛仔褲，現在由於腹部已經縮了進去，已經可以穿二十九腰的牛仔褲了。

像肉餅似的渾圓臉孔變小了很多，雙下巴也不見了。整個人看起來有精神多了。

吃了冷凍蘆薈以後，我還有一個很大的變化，那就是體味消失了。以前，公司的女同事總是說：「你的身上有異味。」我想很可能是體態肥胖，很容易流汗，所以身上才會有異味。如今已經沒有那種氣味了。

我的老婆也跟著我吃冷凍蘆薈。她在兩個月內瘦了三公斤，十個月後的現在總共減輕了五公斤。

我老婆的身高為一五七公分，本來的體重為五十七公斤，如今已經減輕到五十二公斤。她說已經恢復到生產前的體重，顯得非常高興。

在一般情形之下，一旦減肥以後體力就會感到衰退，但是吃冷凍蘆薈減肥的結果，很多親身經歷的人都說體力反而比以前好。那是由於蘆薈含有豐富的維生素、礦物質以及胺基酸等，能夠使氣力迅速恢復的關係。只要氣力恢復，精力就會自然地增強。

另外，我的妹妹在一家貿易機構上班，每天都過得很忙碌，所以飲食生活很沒有規律，三餐老是在外。

同時，由於我的妹妹必須接待外賓，所以時常會緊張變得有些神經質，也難免會感覺到焦躁。於是為了發洩，她時常會大吃特吃，以致這幾年來胖得有些離譜。

在去年的三月，她在夏天穿薄的衣服時，常感到自己的醜態畢露，而坐立不安。於是我教她吃冷凍蘆薈的方法。在試吃之後，認為冷凍蘆薈有一些苦澀，於是淋了一些無糖的優酪乳再吃。

她在每天的三餐以前都吃一小碟的冷凍蘆薈，接著才吃飯菜。在夜晚那一餐，我的妹妹幾乎都在外面吃，所以回家後，她立刻就會吃冷凍蘆薈。

大約吃了冷凍蘆薈一個星期後，就有了很明顯的變化。那就是——她在早晚塗抹化妝水時，化妝水很快速地就會被皮膚所吸收，化妝水的浸透性變得非常好。

她的皮膚一向乾燥，就算在炎熱的夏天，皮膚也顯得很乾燥。如今，她的皮膚逐漸地恢復濕潤。

不過最叫她感到驚訝的一件事，是在吃冷凍蘆薈一個月後，體重減輕了三公斤。除了吃冷凍蘆薈以外，並沒有限制飲食，飲食的方式完全依照以前的方式，想不到體重卻在一個月內減輕了三公斤。

這之後，體重還持續地在減輕狀態。在吃冷凍蘆薈的三個月後總共減輕了六公斤。

但是，最讓她感覺到訝異的是——她不但減輕了六公斤體重，竟然還長高了三公分！本來她的身高為一六〇公分，體重為六十公斤，如今則變成身高一六三公分，體重五十四公斤。

最明顯消瘦的地方是腰部和臉。她的臉比以前小了很多，以前穿的裙子也都因為太鬆而不能穿了。

最叫人想不透的一件事情是——雖然減輕了六公斤的體重，但是胸部不但沒有變小，反而從本來的B罩杯變成D罩杯。

在吃冷凍蘆薈以前，時常感到焦躁與緊張，如今，不管她再忙碌，精神方面都顯得愉快。

16 從六十公斤減輕到四十五公斤

在吃「蘆薈沙拉」之前，我的體重有六十一公斤（身高一五四公分）。不過，我並不很在乎自己的體重，那時我感到最苦惱的是嚴重的便祕問題。

那時，一星期不排便也不稀奇，有時候十天左右都不排便，到最後只好靠瀉藥解決。

但是，我每次服用規定的藥量並不見效，每次必須服用十錠以上才能見效，這讓我感到非常的痛苦。

一直到我看到母親吃「蘆薈沙拉」很有效時，才開始跟著她吃。剛開始時，我嫌蘆薈太苦，所以盡量把蘆薈葉子切細，把它們冷凍後，再取出來淋上一些蜂蜜再吃。的確，它的效果叫人刮目相看。

我的便祕很嚴重，但是在吃「蘆薈沙拉」的第二天就有了便意，排出了好多的宿便。

我屬於過敏性體質，所以時常到醫院打針，接受治療。尤其是在吃了油膩的東西之後，皮膚很快地就會紅腫起來，然後開始出現發癢現象。

在吃「蘆薈沙拉」後，這種皮膚發癢的症狀也完全消失了。

我在吃「蘆薈沙拉」後，體重很快地減輕，只半個月就減輕了四公斤，半年後總共減輕了十五公斤。

我並沒有意識到「減肥」這件事，所以並沒有限制自己的飲食。因為便祕已經消失，我反而能放心地任意吃喝。

自從吃了「蘆薈沙拉」後，我的體質有了明顯的改變。以前很喜歡喝酒，而且喝酒時喜歡配一些油膩的下酒菜。現在我卻變成了不喜歡喝酒，甚至也不會暴飲暴食了。

自從我開始吃蘆薈沙拉至今，已經整整兩年。在這兩年之內我始終不曾再胖回來。

同時，我每天都能夠按時地排便一次。有時難免也會忘記吃「蘆薈沙拉」，不過只要立刻補充，兩、三小時後就能夠排便。

現在，我已經完全沒有了便祕的煩惱。

除此之外，我的小姑也有便祕的困擾。很可能是因為便祕的關係，她的臉上長了很多的斑斑點點，她為此而煩惱不已。

看到小姑一副愁眉苦臉的樣子，我勸她吃「蘆薈沙拉」。我的小姑一向很頑固，她不輕易聽從別人的勸導，倒是時常來家裡的一位女同事認為值得一試。不久之後，再見到這一位女同事時，我嚇了一大跳！因為她窈窕了很多！

經我一問之後才知道，她聽了我的勸告後，持續地吃「蘆薈沙拉」，不到半年的時間，她就瘦了十二公斤。

我的小姑看到這種情形後，非常地後悔。因為，她不僅為便祕與皮膚上的斑點而苦惱，同時也很想減輕一些體重。

那時，我小姑的體重是五十四公斤（身高為一五七公分），她希望能減輕四、五公斤。於是，我的小姑也開始吃「蘆薈沙拉」了。她使用醬油或者優酪乳淋著「蘆薈」吃。剛開始時，她很在乎蘆薈那種特有的苦味。她也知道蘆薈皮下的苦味部分才對便祕有效，但卻不敢嘗試，她只吃蘆薈皮下的果凍狀部分。

或許是我的小姑不吃蘆薈外皮的關係吧，她的便祕並沒有獲得太大的改善。一直到她連蘆薈的外皮都吃了之後，效果才顯現了出來。

我的小姑每天吃兩次的「蘆薈沙拉」，在早晚飯各吃一條長度約一．五公分的蘆薈。她盡量地把蘆薈切薄，這樣吃起來就不會感到苦澀。

我的小姑在吃「蘆薈沙拉」前，每四到五天才能夠排便一次，想不到在吃「蘆薈沙拉」三天後，就變成每天排便了。

從此以後，她就不曾再為便祕而苦惱過，同時臉上的斑斑點點也日漸地減少，再也沒有長出新的痘痘了。

大約兩個月後，我的小姑感覺到她的肚子收縮了不少。量一量體重後，才知道她的體重減輕了四公斤，變成五十公斤。

蘆薈葉子下面的果凍狀部分能夠滋潤腸部，並且增進蠕動的功能。另一方面，蘆薈的外皮又具有緩下作用，所以能夠治好便祕。最理想的蘆薈吃法是連皮帶肉（指葉內的果凍狀部分）吃，只要能持之以恆，就可以預防現代生活習慣病。

17 頑強的濕疹獲得大幅改善

我過了三十歲的那一年，突然被各種疾病糾纏不休。不知怎麼的，原本正常的體質突然變得容易過敏了起來。頸部的動脈有了問題，為此而接受了長達十個小時的手術。在手術以後，皮膚變得很粗糙，肩膀以及兩條腿長出了蕁痲疹。

那時，我也為便祕所折磨。平均一星期才能夠排便一次，排出的糞便硬如石頭，下腹部時常疼痛，而且頻頻地感到口渴。那時我以為是糖尿病，前後兩次到醫院驗血，結果並非糖尿病，因為我的血糖值都在一〇〇mg／dl以下，也就是說在正常值的範圍。

那時，有一位在菜市場賣藥草的老阿伯教我吃蘆薈。他說把蘆薈切成細條狀，放入冰箱裡冷凍，再取出來於早晚飯後吃，如此就能夠改善便祕。

其實，在孩童時代，家裡的大花盆裡就種了不少蘆薈。小時候每當感冒或者消化不良時，母親就會把蘆薈的葉子磨成泥，再用熱水沖泡後要我喝下去。

蘆薈沖泡的茶很難喝。不過我還記得很清楚，只要喝下那種苦味的蘆薈茶，頭暈以及肚子不舒服的症狀很快就會消失。

可是到了稍長之後，我就完全不吃蘆薈了，因為它真的很苦，實在很難入口。

蘆薈外皮苦澀的成分，據說對便祕非常有效。不過生的蘆薈很難吃。如果是把蘆薈切成長絲狀，再放入冰箱冷凍的話，就沒有這方面的問題。

我的作法是——把蘆薈洗淨，削掉葉上的刺以後，再把蘆薈切成大約八公分的長度，接下來，切成細長條的絲狀，裝入容器裡，包上一層保鮮膜，再放入冰箱的冷凍室冷凍。

冷凍約一個小時後，切成細條的蘆薈就變成硬邦邦的，很容易入口，不會讓人感到有苦澀味。

有時為了吃起來可口一些，我會加入一些蜂蜜或者優酪乳。除了這兩種東西以外，有時我也會淋上一些美乃滋再吃。

吃剩下的蘆薈必須再放入冰箱裡保存，如此大約可以保存一個星期左右。蘆薈一旦經過刀切之後，就會迅速地開始變質，所以最好在三天內吃完。

我只是在晚飯吃「蘆薈沙拉」，很可能是一天只吃一次的關係，在剛開始時並沒有什麼效果出現，讓我感到很灰心，不過過了兩個星期後效果就出現了。

我的便祕從那一天起就逐漸地獲得改善。由每七天排便一次變成三天一次，最後變成每天都能夠按時排便一次。

在這之後，我的過敏性體質也日漸獲得改善。我的蕁麻疹已經近乎痊癒，皮膚也變得光滑了許多。

吃「蘆薈沙拉」也有減肥的效果，因為就在我連續吃半年之後，體重減輕了七公斤。

18 臀部多餘的脂肪變不見

一直到結婚後五、六年，我生下了長子後，才開始對自己的身材在乎了起來。因為在生產後，我的體重久久無法減輕，反而增加了三公斤。不僅如此，我在停止餵母乳後又增加了三公斤。

本來的體重為五十四公斤（身高一五八公分），如今一變變成六十公斤。那時，我忙著育兒，根本沒有時間減肥。

同時，在自己的飲食方面也不能顧全。我只能夠專心地做寶寶的副食品以及老公的便當，根本顧不了自己。再加上我喜歡吃麵包以及甜品，所以有時總是吃兩個麵包就打發了一餐。

在每天忙碌的生活下，以致在早晨沒有充分的時間排便。經過了一段時期之後，我變成了不折不扣的便祕患者，肚子會時常感到悶痛，三、四天不排便已經變成了習慣。

不過，自從我開始吃「蘆薈沙拉」後，只經過了三天，便祕就消失了！如此的效果叫我感到很驚訝。從此以後，我每天至少吃「蘆薈沙拉」一次，所以一直到現在，我都不曾再為便祕所苦。

我的體重也在一個月內減輕了兩公斤。在那一段時期裡，我仍然在吃麵包，也陪著孩子吃點心，但是我的體重仍然一直在減輕，結果在三個月內總共減輕了六公斤。我的腰圍和臀部本來推積了很多的脂肪，如今則完全地消失。

從前我從蹲姿想要站起時，總是感覺到有些吃力，現在則變成了很輕易的一件事，我想那一定是我減輕了六公斤體重的關係。

而我的母親在一年前也吃起了「蘆薈沙拉」。她的最大煩惱是下半身太胖（其實是浮腫），但是她的體重超過標準體重一些而已。只是她喜歡穿緊身一點的衣服，所以決定以吃「蘆薈沙拉」的方法減肥。

我的母親不喜歡在飯前吃蘆薈。她覺得那樣子會吃不下飯，因此她都是在飯後吃。

她吃蘆薈沙拉時都是沾醬油吃，很可能是她不喜歡蘆薈苦澀的味道吧！不過在最初的第一個月並沒有呈現出效果，她的體重完全沒有減輕，為此她感到有些氣餒。

但是到了第二個月，她的體重開始往下降，但在體重瘦了一些後，總是會再長胖一些。不過在這一胖一瘦之間，體重還是有慢慢地持續在減輕的狀態。

我母親很喜歡吃美食。雖然在吃「蘆薈沙拉」的期間，她仍然在吃甜點（她甚至還吃肉類以及油炸物），但實行了一段時間之後，她還是瘦下來了！由此可見「蘆薈沙拉」的減肥效果。

當然，除了吃「蘆薈沙拉」以外，我的母親每天都不忘步行一個小時。她在搭乘公車或者搭捷運時，都在前一站下車，再步行前往目的地。

我的母親說，她雖然執行到這種程度，但是她完全沒有承受壓力的感覺，因為她一心一意地想讓自己的身材更窈窕，而且並沒有限制飲食。

想不到在這種作法下，她仍然在半年內減輕了七公斤，變成四十六公斤（身高一五六公分）。

自從吃了蘆薈沙拉後，母親的便祕就日漸地減緩。在那一段被便祕糾纏的期間裡，母親感覺到自己的動作很遲鈍，運動起來感到相當吃力，如今那些現象都完全消失了。

隨著便祕情況的消失，水腫的現象也開始減緩；本來像滿月的臉孔變得小而結實，肥大的臀部也縮小了許多。我母親的身體日漸地變結實，腰帶的釦眼往前進了兩格。她終於如願以償了。

如今，我的母親仍然在吃蘆薈沙拉，只是把原本的每天吃兩次改變成每兩天吃一次。儘管如此，她始終沒有復胖回來。

蘆薈含有很豐富的鉀，鉀能夠促進體內的水分排泄。水分的代謝轉好後，體內多餘的水分就能夠被排泄出去，水腫現象就會消失。

蘆薈不僅能夠對減肥發揮出優異的功效，也能夠提升身體的各種機能。

19 三酸甘油酯降低，消除更年期的憂鬱

四年前，我接受了子宮肌瘤的手術。在手術前醫師曾對我說：「拿掉子宮後，由於內臟會下垂，妳的體重可能會增加……」

經醫師這樣的提醒之後，我便開始注意日常的飲食，不敢大吃大喝，甚至限制動物脂肪的攝取量，對自己的胃相當地刻薄，但想不到的是我還是發胖了。

那時我已經四十五歲，身體的發福再加上更年期的種種症狀，使得我每天都在憂鬱的狀態下度過。

同時，隨著身體的發福，三酸甘油酯節節地升高，不久之後更遠遠地超出正常值。

那時，我聽人家說，低血糖飲食對減肥很有幫助，於是我立刻付諸實行。然而，出現了家人不肯配合的問題，他們拒吃糙米飯、全麥麵包，於是只好作罷。

當我正感到苦惱時，一位高中時代的女同學教我吃「蘆薈沙拉」。所謂的「蘆薈」，我只是聽過而已，對它這種植物可以說是完全的不認識。這位熱心的同學到我家做了一些所謂的「蘆薈沙拉」，而且硬是要我吃下去。哇！那種東西苦得叫人難以下嚥。「還好，那些所謂的蘆薈沙拉切得很細，又經過冷凍，否則的話更叫人不敢領教……」我的同學在一旁附和說。

我因為減肥心切，強忍著把那樣苦澀的東西吃了。

對於結果，我不抱任何預期，只是想不到的是吃了蘆薈沙拉之後，第二天早晨，我的肚子就咕嚕咕嚕地叫了起來！在一陣便意催促之下，我奔入洗手間，長期以來的便祕困擾終於獲得解決。

吃了蘆薈沙拉後，我不但在短期內就完全解決了便祕的問題，而且僅僅在一個月之內，體重就減輕了三公斤。

由於在短時間內就減輕了三公斤，我很擔心皮膚會鬆弛下來，所以開始做起了各種體操。

在吃蘆薈沙拉的期間內，我仍然在吃蛋糕以及甜點類點心，完全不曾限制飲食。

至於所謂的運動方面，我只有走到附近的超市購物而已。儘管如此，我自己也能夠看出——下腹部正逐漸地往內縮進，腰圍日漸地變小。

經過三個月後，我減輕了七公斤。很可能是荷爾蒙的分泌趨於正常，在精神方面也逐漸變得穩定。

同時，我一向偏高的三酸甘油酯也歸於正常，乾燥的皮膚也變得潤滑許多了。

20 肩膀與背部不再痠痛

我在十年前結婚，第二年生下長子之後，不知道是什麼原因，孩子在出生三個月時就罹患了皮膚炎。

剛開始時，兒子的皮膚上長出了紅色的小疙瘩。因為數目並不多，顏色也不太濃，我以為是嬰兒常有的濕疹現象，並不太以為意。

只是沒想到，經過大約一個月後，兒子的整個臉與身體都長滿了紅色的疙瘩。這之後，那些紅色的疙瘩時而消失、時而長出，塗抹軟膏也不見效。

我的兒子一直吃母奶，也就是喝我的奶水。每次我吃雞蛋、牛奶、美奶滋或冰淇淋時，他的皮膚炎就會變得很嚴重，而且那些皮膚上的紅疹還會有潰爛現象。

我到醫院檢查的結果，醫師說我的兒子有過敏性體質，對我所吃進去的蛋、牛奶、美奶滋等會引起過敏性反應，所以他的皮膚炎才會變得這麼嚴重。

聽醫師這麼說，我也慌了手腳，不知道應該怎麼辦才好。

那時，我的姊姊規勸我：「暫時不要吃那些會讓孩子引起過敏性反應的食物吧！」

接著，姊姊教我吃一些「蘆薈沙拉」。

我認為，雖然為了孩子必須限制飲食，但是為了孩子的成長，必要的營養素仍然應該要好好地攝取，缺一不可。

姊姊告訴我，蘆薈含有豐富的維生素、礦物質以及食物纖維，於是我決心要試試蘆薈沙拉。

蘆薈沙拉做起來雖然有些麻煩，不過只要一次多做一些就可以吃一個星期，算起來時間上也算划算。

於是，我在早晚飯分別各吃一些冷凍過的蘆薈沙拉。剛開始時我很難忍受它的苦澀，但是在一個星期後我漸漸習慣。

蘆薈的效果真的沒有誇大，我吃蘆薈沙拉大約一個月後，兒子的過敏症也獲得大幅的改善，他的濕疹逐漸地在消退當中。就算我吃雞蛋、牛奶之類的食物，他也不再引起過敏性的反應。

如今，我的兒子已經兩歲大，但是他始終沒有再長出濕疹，更沒有引起往日一般的過敏性反應。

同時，我的體重方面也有了變化。在生了兒子後，不管我如何地努力，始終沒有辦法減輕體重，為此我感到非常地煩惱。如今我的體重卻在不知不覺的情況下減輕了四公斤。

我再也不會便祕了。以前我認為是體質問題的肩膀痠痛，也在無形中消失了。

自從吃了蘆薈沙拉之後，我的排尿次數增加了不少，在寒冬裡身體感到很溫暖。可能是由於身體的新陳代謝變好的關係，現在我的皮膚也變得比以前好多了。

我的小妹在年輕時人長得很消瘦，但是食量卻大得驚人。不過，不管她如何地大吃大喝，從來沒有肥胖過。她的這種體質讓很多人感到羨慕。

但是想不到，單身的小妹跨過三十大關之後，儘管飲食量沒有改變，但是體重卻增加了。

她在三十四歲時，體重整整增加了十六公斤，腰圍也增到七十三公分。

至此，她原來的窈窕身段完全消失，看起來比實際年齡至少老了十歲。

人變得肥胖後，看起來不但顯得老態，而且也會受到各種現代生活習慣病的威脅。我的小妹因此開始慌張了起來。她開始在早上走路運動，也喝了好幾種所謂的減肥茶，但是一切似乎都在白費力氣。因為一年下來她的體重不曾減少半公斤。

那時，我的小妹有些灰心，認為自己可能是進入了所謂的「中年肥」時期，放棄了減肥的念頭。

在那個時期裡，大姊的子女都上了國中、高中，他們在看到小妹時，都會齊聲地叫她「肥豬小阿姨」。如此的稱呼讓小妹氣炸了！

於是小妹咬著牙說；「這一次我一定要瘦給你們看！」本以為小妹只是在口頭上說說而已，想不到她真的做到了！

原來，小妹選擇了吃「蘆薈沙拉」減肥的方法。

使用這種減肥法的最大特點是不必挨餓，不必限制飲食。在剛開始時，我認為小妹不可能做到。因為她從小最怕吃藥，而蘆薈比藥物還要苦很多倍呢！

想不到小妹很有毅力。她為了雪恥，為了丟掉「肥豬小阿姨」的綽號，皺著眉吃起了蘆薈沙拉。我問她是否很苦時，她只是默默地搖搖頭。

小妹曾經對我說，她之所以選擇吃「蘆薈沙拉」減肥法，不外是這種減肥法不必節食。她表示，與其在絕食的狀況下變成弱不禁風的窈窕，不如保持不胖不瘦的身材比較合算。

吃蘆薈沙拉的減肥法似乎很適合她。在這以前，不管使用什麼方法都消瘦不下來，但是在吃蘆薈沙拉以後，僅僅一個月後，她就減輕了三公斤的體重，而糾纏她近三十年的便祕也不藥而癒。如今，就算到外地旅行，她也能夠每天排便一次。

小妹吃「蘆薈沙拉」到現在，已經有半年的時間。現在她的體重已經從六十三公斤減輕到五十五公斤。

小妹的腰圍以及下腹部都變小了，腰圍變成二十五吋，但是胸部的尺寸則完全沒有改變。

小妹的體重減輕之後，身材又恢復了窈窕，看起來比實際年齡年輕。

大姊的孩子們再也不叫小妹為「肥豬小阿姨」了。

腰圍變小是由於內臟脂肪減少的緣故。體型變好之後，人不但有精神，看起來也變得年輕。吃「蘆薈沙拉」減肥的方式沒有年齡方面的限制，甚至五、六十歲的人都可以放心地食用。

21 下半身明顯消瘦，皺紋也消失

一年前，有一天表姊突然對我說：「聽說吃蘆薈沙拉對減肥有幫助，妳要不要試一下？」

那時，我並不熱衷於所謂的「減肥」，所以便隨便地應附了一句：「以後再說吧！」

因為在當時，我的體重為五十九公斤（身高為一六四公分），看起來並不怎麼胖。只是穿長褲時，下腹部、臀部、大腿一帶會感到很緊繃。

雖然如此，我並不急切地想要減肥。不過，當我聽到吃「蘆薈沙拉」可以在不必限制飲食的狀況下就能夠減肥時，我萌生出「試試看」的念頭。

市面上流行的一些所謂的減肥食品幾乎都會有所限制。不是規定必須在飯前吃，或者飯後吃，就是有種種的禁忌。如果吃「蘆薈沙拉」的減肥法有任何限制的話，我就不會有「試試看」的念頭。正因為如此，我並不拘泥於何時吃「蘆薈沙拉」。

有時我在飯前吃，有時候則在飯後吃，有時也直接配飯吃。不變的一件事情是——每天都要吃兩次。

我不是一個時常量體重的人，平均差不多每個星期都會量一次。在吃蘆薈沙拉以前如此，在吃蘆薈沙拉後也是如此。大約在吃「蘆薈沙拉」兩個月後，我的體重才開始往下降。在這以前，我總共量了三次體重，但是並沒有任何的改變。到了第四次量體重時，我發現自己的體重減輕了兩公斤，這時才知道吃「蘆薈沙拉」對減肥確實有效。

這之後，每星期量體重時，我都會發現體重減輕半公斤以上。在半年後的今天，總共減輕了八公斤，我的體重變為五十三公斤。在這以前，我的下腹部向前凸出，臀部與大腿非常多肉，如今那些肥肉都消失了。

在剛開始時，我並不認為能夠減輕如此多的體重，所以並沒有感到期待。不過在減輕三公斤、四公斤之後開始感到很高興。在體重減輕八公斤的今天，我的第一個願望是——希望一直能保持這樣的體重，別再復胖回來了。

我感到最欣慰的一件事，是我所穿的衣服尺寸已經有很大的不同。很可能是我比較高的關係，每次去買衣服時，店員並沒有察覺到我下半身肥胖，認為我身材高挑，結果她們拿給我試穿的衣服都穿不進去，叫我感覺到很難為情。不過，現在我的下半身已經變得很苗條了，買衣服的困擾當然也就消失了。

另外，我原來每兩、三天才排便一次，如今則每天都能夠排便一次。就連氣色也比以前好很多。

說起來也許沒有人會相信，就連我眼睛周圍的笑紋也都不見了。

22 鬆弛的大肚皮變結實

那是一年半前的事情了。有一天，我發覺一位同事身上的贅肉不見了，整個人變得很結實。我感到很羨慕，問他到底是如何辦到的。他告訴我是「蘆薈沙拉」的功效。

聽他這麼說時，我又仔細地打量他，的確，他的身材變得很修長，和以前相較真是帥氣十足。於是，我在羨慕的心理之下也學他開始吃起了「蘆薈沙拉」。

我在五年前進入這家公司服務時，肌肉很發達，身體相當的結實，但是到了最近卻變得越來越鬆弛。

在念高中的時期一直在打籃球，進入大學後也一直在兼差，從事體力方面的勞動，所以肌肉一直很發達。

在進入公司的前三年，我在需要勞力的部門工作，正因為如此，身上的肉並沒有鬆弛下來。但是在進入品管部門後，就完全不是那麼一回事了。因為不是整天坐著打電腦，就是開車外出，幾乎都沒有機會運動身體。等到我感到情況不妙時，體重雖然沒有改變，然而，腹部卻出現了很多鬆弛的肥肉，就連下巴一帶的肉也出現明顯的下垂現象。

察覺到這種現象之後，我感覺到非常地驚訝，因為身上的肌肉完全不見了，肥肉替代了肌肉。

看到了自己一身鬆弛下垂的肥肉，我感覺到很悲哀。在我冷靜思考以後，決定要找回失去的肌肉。

在吃蘆薈沙拉以後，我的身體也逐漸地變得結實，同時在半年內，我的體重也減輕了六公斤。隨著體重的減少，腹部的贅肉也消失得一乾二淨。

在剛吃蘆薈沙拉時，我也試著開始運動練肌肉，但是沒多久逐漸地感到麻煩，到了一個月後就放棄了。雖然如此，我的肌肉還是日漸發達，由此可見，蘆薈沙拉對減肥很有幫助。

因為家裡沒有體重計，我並不曉得體重在何時減輕了多少。不過，每次去打高爾夫球時，我都會利用那裡的體重計量量體重，每次都發現減輕了一、兩公斤。

有一些客戶在看到我時，都會驚訝地問我：「你為什麼變瘦啦？可是又不像生病……」

在這以前，我認為要減肥的話，非得限制飲食不可，否則的話絕對不可能成功。想不到吃「蘆薈沙拉」的減肥法卻是例外。因為只要每天吃兩、三次蘆薈沙拉就夠了。

我會變得肥胖、肌肉又變得鬆弛的原因，不外是很少運動身體；除此以外，我覺得飲食生活也有或多或少的影響。

那時候，中午吃的是便利商店的便當，或是到外面匆匆吃一碗麵。有時由於太忙碌甚至不吃中飯。至於晚餐，有時會延遲到深夜十一點才吃。因為在平常沒有太多時間吃飯，到了周末兩天的休假日，我都會大吃特吃，所以就在不知不覺間胖了起來。

不過，自從吃了蘆薈沙拉後，這些現象都沒有了。我變得不太容易餓，不過，我盡量地照常吃三餐。不僅如此，我那消失已久的肌肉也回來了，同時身上的贅肉也消失了。

23 惱人的面皰與小皺紋都不見

我在看到兩位女同事成功變成窈窕時，內心非常地羨慕。我請教她們如何辦到時，她們的回答都是「蘆薈沙拉」的功勞。她們說吃「蘆薈沙拉」也能夠讓肌膚變漂亮！

剛聽到她們這麼說時，還以為她們是在開玩笑！不過，我的確有些心動。憑良心說，我對蘆薈能夠增進健康的說法並不特別感興趣，而是對於它能夠美化肌膚的說法有一種期待。

我的皮膚一向很不好，口唇周圍以及面頰老是長著惱人的面皰。而且在好不容易消失以後，只要經過兩、三天又會長出一大堆。

從國中二年級開始，一直到二十三歲的現在，面皰狀況一直沒有放過我，長了後消失，消失後又長，導致臉上遺留下很多面皰的痕跡。

為了長不完的一臉面皰，我服用過高價的維他命錠，也使用過很多名牌的藥用面霜，但是都效果不彰。

那時有一位護士小姐告訴我說，像我這種膚質的人從體外擦藥是無濟於事的，必需先體內淨化，否則的話，皮膚絕對美不起來。

在那一年，又碰到我的工作很忙碌，以致飲食生活變得不規律。在這種情況下，我的身體開始發胖。

由於工作忙碌，有時到夜晚時分才下班，而在下班後照例要吃消夜。每天吃宵夜，卻沒有時間運動，正因為如此，每次站在體重計上都會感到心驚肉跳！因為我的體重有增而無減。

那時，有一位久未謀面的阿姨到我家拜訪。阿姨已經年過半百，但是身材與體態都維持得很美好，皮膚更是美，看起來比實際年齡年輕十多歲。

我請教阿姨到底平常吃什麼東西保養，她笑一笑，用手指著我家前院種的一叢蘆薈說：「我拿它來做沙拉吃……」

其實，我家前院的那一叢蘆薈是野生的，平常根本沒有人會去理會它們，長久以來它們自生在那兒。

阿姨仔細地看我滿臉的痘子，到前院剪了幾枚蘆薈的葉子，用清水洗淨後，削掉它葉上的刺，接下來，把它切成細條狀，再叫我試吃幾片看看。

天啊！我從來不曾吃過這麼苦的東西，差一點就吐了出來。吃過之後，口腔裡還有一些苦味呢！

這是我有生以來第一次吃蘆薈。阿姨交代我每天早晚都要吃一次，一次約吃五公克左右。

我記得很清楚，在那一夜吃了阿姨做的「蘆薈沙拉」之後，第二天早晨我就有了便意，並排出了很多的宿便。

我本來有輕度的便祕，平常約兩、三天才排便一次，所以我認為這是好的預兆，於是我持續地每天早晚各吃「蘆薈沙拉」一次。

自從那次通便以後，我再也沒有了便祕的現象，每天都能夠按時排便一次。不僅如此而已，我臉上的面皰逐漸地消失，而且一旦消失之後，就再也沒有長出來了。就這樣，面皰所留下來的痕跡日益變薄，在三個月後已經變得毫無痕跡。

在以前，每逢秋風颳起的季節，我的皮膚就會變得很乾很粗糙，現在則依然保有相當的光澤。

由於皮膚變好了，就連我眼睛周圍的小皺紋也不見了。

在減肥方面的效果也很驚人。在半年內，我整整減輕了九公斤之多。在吃「蘆薈沙拉」以前，我的體重為五十六公斤（身高為一五四公分），所以下巴有兩層，腹部稍微凸出，兩腿之間也沒有間隙。

那時，我也穿牛仔褲，不過肚子的肥肉總是溢出了腰帶，所以我只好把腹部肥肉往上抓，再扣上腰扣。在瘦了九公斤之後，不管什麼樣式的衣服都可以上身，所以我也不再為選購衣服而傷腦筋。

如今，我兩腿併攏站立時，兩腿間已經有了間隙了，不像從前一樣兩腿會摩擦在一起。

另外，由於下巴的贅肉也消失了，所以臉孔變小很多。在以往我很少去買流行服飾，原因是這些時下流行的服飾我總是穿不下。現在我已經可以放心地到流行服飾店選購，並且購買一、兩件衣服。

臉上容易長面皰這一件事，跟胃腸的機能有密切的關聯。胃腸的機能衰退時，就會顯現在皮膚上，像長出面皰等等。

蘆薈本來就具有強化胃腸的作用，且因它含有不少的纖維質，所以能夠消除便祕的問題。一旦便祕的問題解決了，連帶地面皰的苦惱也就一掃而空了。

第三部

依症狀別的蘆薈食療與療方DIY

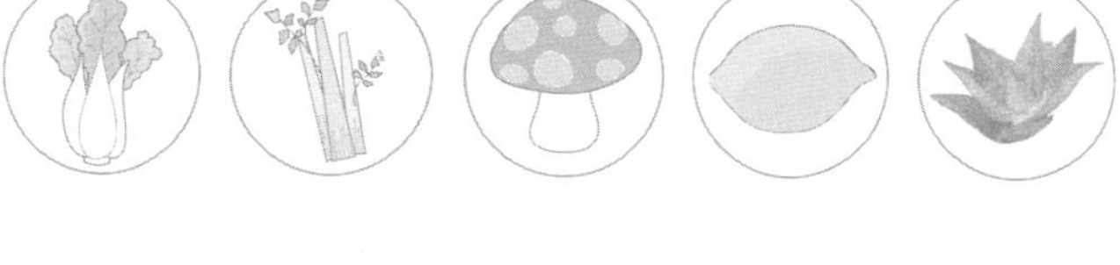

1 增進視力——蘆薈湯

自己動手做「蘆薈湯」——蘆薈熬湯，藥效倍增

蘆薈利用水煮過一段時間後，它的藥效能夠增加八到二十倍之多。這是因為經過水以及熱氣的分解之後，蘆薈細胞的周圍會變得柔軟，使得蘆薈的藥效成分容易分解出來。

把蘆薈熬煮成湯之後，不但是它的水溶性成分很容易融入湯汁裡，就是連脂溶性的成分也會融入湯汁中，而渾然成為一體。換句話說，能夠把蘆薈的所有成分都釋放出來。

將蘆薈放進水裡熬煮一段時間後，它的每一種活性成分將會變得更好，因此能發揮出更顯著的效果，對於視力的增進產生莫大的幫助。

「蘆薈湯」的作法

蘆薈湯

材料

蘆薈大約十公分長、五公分粗細。

胡蘿蔔約半條。

洋蔥一個。

乾香菇一朵。

水一千五百cc。

作法

1所有的材料先洗乾淨，洋蔥剝皮。削掉蘆薈厚厚的外皮，外皮不使用，只利用裡面果凍狀（凝膠）的部分。蘆薈切成適當的大小。

2半條胡蘿蔔不必削掉外皮，切成大約一、兩公分的厚度就可以了。將香菇、洋蔥切成對半。

3把切好的蘆薈、胡蘿蔔、香菇、洋蔥放入鍋裡，加入一千五百cc的水。用大火煮至沸騰。

4待沸騰之後，改為弱火，持續地熬煮兩個小時。如果水變少的話，可以再加入適當的水量。

5兩個小時後，就可以離火了。六百cc的蘆薈湯剛好可飲用一天。

小提醒

六百cc的蘆薈湯可以一次就喝完，或者分成兩、三次喝。不想立刻喝的話，可以把它倒入保鮮容器裡，放入冰箱冷藏室保存。

蘆薈的保存法及活用法

蘆薈的葉子可用報紙包起來，放置於通風陰涼處，這樣可以保存一個月左右，不至於腐爛掉。

蘆薈也可以先削掉外皮，再把果凍狀的部分放入冷凍庫保存。削掉的蘆薈外皮可以切成細片，曬乾後當成茶葉泡茶飲用，或者當入浴劑來使用。

蘆薈葉子切成細片，曬一個星期就會變得很乾燥。經過這樣的方式處理之後，就能夠長久地保存。

如果你覺得蘆薈茶會有苦味的話，可以加一些蜂蜜。

將曬乾的蘆薈片放入紗布袋裡，放入熱浴水裡面的話，蘆薈的成分就會釋出。

蘆薈的葉子能夠抑制細菌的繁殖，增加皮膚的骨膠原量，藉此防止老化。所以蘆薈的葉子不要扔掉，應該多加以利用。

有關「蘆薈湯」的疑問與解答

Q
「蘆薈湯」一天的飲用量為六百cc，是否一次就要喝完呢？或者要分成早、午、晚飲用比較好？

A
「蘆薈湯」一天喝一次也可以，分成兩、三次喝也可以。不過以白天來說，大多數的人都不在家，所以分成早晚兩次飲用會比較好。
對於絕大多數的人來說，或許在早晚飲用比較方便。所以在早晚各喝一杯（約三百cc）就可以。

Q
用餐前、用餐時、用餐後都可以飲用嗎？

A
因為「蘆薈湯」不是藥物，只是一種健康飲品，所以不必拘泥於何時飲用。

「蘆薈湯」相當好喝，不過由於不使用調味料，味道會比較清淡，所以最好在飯前飲用，或者一面吃一些飯菜一面飲用。這樣的喝法，更能體會到它的美味，也更容易被吸收。

Q 「蘆薈湯」可以預先做一星期的量嗎？

A 可以！

每天做「蘆薈湯」確實有一些麻煩，不妨一次做能飲用幾天的分量，再利用冷凍袋保存。

如果只有幾天分的話，可以裝入玻璃瓶裡——放入冰箱的冷藏室保存。

Q 做「蘆薈湯」時，可以放一些鹽或者醬油嗎？

A

不適合放入鹽或醬油。因為每天必須飲用六百cc，如果放鹽或者醬油的話，可能會導致鹽分攝取過多，反而增加身體的負擔。

Q

目前正在服用藥劑的人可以喝「蘆薈湯」嗎？

A

關於這一點不必操心。即使因為高血壓而服用降壓劑的人也可以喝「蘆薈湯」。因為「蘆薈湯」含有很豐富的維生素與礦物質，所以不必服用營養補助劑。

Q

「蘆薈湯」可以給孩童和老人飲用嗎？

A

不僅是孩童與老人可以放心地喝，就是胃腸比較弱的人也可以飲用。

不過在量的方面，必須考慮當事人的體質而做增減。

那些因皮膚炎而使用類固醇製劑的人，在飲用蘆薈湯後，很可能會長出濕疹而全身發癢。

而且有便祕體質的人，在喝完蘆薈湯之後，也很可能會發生頭痛的現象。

但是請不要因而感到緊張和害怕，因為這是在喝了蘆薈湯之後，排出了毒素，體質開始轉變的反應。

經過這樣的排出現象之後，身體的自然治癒力就會隨之提高。

Q

製作「蘆薈湯」時，可以使用鋁鍋嗎？

A

湯類飲食的烹調，最好避免使用鋁製容器。

有一些阿茲海默癡呆症的研究者指出——鋁進入體內以後很可能會導致癡呆症。

雖然有一些學者否定了這種說法，不過既然要時常做蘆薈湯喝，最好還是避免用鋁鍋比較好。

不銹鋼鍋或者陶鍋是比較好的選擇。

2 減肥、消除便祕、利尿——冷凍蘆薈

想減肥，欲消除便祕、利尿的人，都適合吃這一道冷凍蘆薈。

「蘆薈肉」因為已經削去了外皮，所以不像「冷凍蘆薈」般堅硬，因此用湯匙或者叉子吃比較方便。

一天可以吃五條蘆薈肉，最好在飯後吃。

等到習慣吃「蘆薈肉」之後，就可以調整吃的分量以及時間。

「冷凍蘆薈」的作法

冷凍蘆薈

材料

蘆薈。
金屬製的扁平容器。

作法

1取用一條寬約三公分、長約二十公分的蘆薈，可以吃三天。
2如果你想連蘆薈皮也一起吃的話，必須使用自來水把蘆薈洗淨，再削掉蘆薈葉上面的刺。
3從中間把蘆薈切成兩段。雖然長度不必規定，但是切成八到十公分長度比較容易食用。
4再切成二～三公釐的厚度。寬度八公分的蘆薈葉子大約能切成八～十片。
5把切好的蘆薈放入適合冷凍的容器裡面（最好是金屬製的扁平容器），並且不要讓它們重疊。最好避免使蘆薈接觸到空氣。所以應該要使用保鮮膜覆蓋，再放入冰箱的冷凍庫。

小提醒

放入冷凍庫約一個小時後，蘆薈的葉子就會變僵硬，打開保鮮膜就可以吃了。剩餘下來的蘆薈可以放入密閉容器或者塑膠袋，再放入冰箱的冷凍庫保存。不過必須在一星期內吃完。

「冷凍蘆薈」的吃法

因為冷凍蘆薈解凍的速度很快，所以從冷凍庫取出來後，最好在五分鐘內就吃完。

如果吃不完的話，不要再把它們放入冰箱裡冷凍，因為蘆薈只能冷凍一次。

剛開始時每天吃五片。等到習慣以後，一面配合身體的狀況，一面慢慢地增加食用的分量。

最好在飯後食用（胃部比較不會感到刺激），一天分成二～三次食用。也可以當成點心吃。

胃腸不好的人該怎麼吃蘆薈

容易腹瀉的人，可以削掉蘆薈的綠色外皮，只吃蘆薈裡面果凍的部分。這種吃法不會造成腹瀉，而且仍具有治療現代生活習慣病（成人病）的效果。

將蘆薈綠色的外皮完全削除，把蘆薈肉（果凍狀的部分）切成長條狀，大約為三公分的寬度。如果是寬度三公分的蘆薈葉的話，可以切成四等分。

把切好的蘆薈肉放入容器裡，使用保鮮膜包好，再放入冰箱的冷凍庫保存。

因為蘆薈肉含水分太多不易保存，所以應該在做好的當天就吃完，否則很快就會腐敗。

省時方便的蘆薈粉

只要利用市售的蘆薈粉，可以省去採摘或者購買蘆薈的麻煩，做成具有醫療效果的「蘆薈冰」。

蘆薈粉是由整片蘆薈葉連皮帶肉製成，具有與蘆薈葉相同的藥效。對於便祕、排尿不順暢的人很有幫助。

利用蘆薈粉末製成的冰，可以保存大約一個星期，必須在這個期間內吃完。

製蘆薈冰時，蘆薈粉末不要放太多，否則的話會變得很苦。

蘆薈冰也可以當成飯後的甜點。

蘆薈冰

材料

蘆薈粉。

兩百cc水。

蜂蜜或糖漿適量。

製冰盒。

作法

1一次只使用一小匙（小的咖啡匙）蘆薈粉就夠了。

2再加入大約兩百cc水，充分攪拌之後，倒入製冰盒。

3把製冰盒放入冰箱的冷凍庫冷凍，結凍後就可以吃了。

小提醒

不喜歡淡口味的人，可以加入一些蜂蜜或糖漿。

有關「冷凍蘆薈」的疑問與解答

Q 一次應該吃多少呢？應該在什麼時候吃比較適合？

A 關於這一點，基於不同的體質而有所不同。

大致上說來，一個人每天吃五公克也就足夠了，大約相當於三到四片。

不過在習慣以前，最好先削掉蘆薈的綠色外皮再吃，等過了一段時間身體適應後再增加。

身體比較弱的人，可能因此造成刺激，所以最好在飯後吃。

Q

孩童或孕婦食用的話，應該注意什麼呢？

A

如果是幼兒，食用量限定在成年人的四分之一至六分之一，一天分成兩次食用。如果是小學生，只能食用成年人的一半量，一天分成二~三次食用。

剛開始時不宜吃太多，必須在經過一段時間後，才能夠多吃一些。

如果只是吃蘆薈肉（類似果凍狀的部分）則可以多吃一些。

至於懷孕中的婦女最好在跟醫師商量之後再吃。如果只是吃能夠改善通便的量，那就不必擔心。

如果你還是擔心的話，那就不妨先吃蘆薈肉就可以了。

Q

吃蘆薈有副作用嗎？正在服藥的人可以吃蘆薈嗎？

A

在吃蘆薈以後，可能有少數的人會拉肚子，不過只要吃適量絕對不成問題。

蘆薈就算長期食用，也不會像抗生素一樣失去藥效，或者使其他的藥物不能發生效用。

關於服用藥物的人是否能夠吃蘆薈這個問題，如果是與胃藥併用的話，那就不成為問題。

如果你還是為這個問題擔心的話，那就不妨先向主治醫師諮商。

3 通便、整腸——蘆薈沙拉

蘆薈不含熱量，但是營養豐富

蘆薈的特性與蒟蒻有些類似，吃進肚子以後能夠完全地被排泄掉，而且又不含有讓人肥胖的卡路里。

不過，這兩種東西仍然有不同的地方——蒟蒻沒有任何藥效的成分，而蘆薈卻富含多種藥效的成分。

蘆薈除了能夠消除便祕、肥胖以外，對於預防與改善現代生活習慣病也有很大的幫助。

蘆薈的多醣體具有促進胰島素（使血糖值下降的荷爾蒙）分泌的作

用，同時也能夠保護胰臟的β細胞（製造胰島素），調節血糖值，藉此改善糖尿病。

蘆薈所含有的多醣體具有擴張末梢血管的作用，並且保持血管彈性、避免硬化。

蘆薈的這種作用，再加上使排尿順暢的作用，將使得血壓得以適度地下降。

同時，蘆薈還能夠使得血液循環暢通，並且具有消炎、抑制癌細胞增殖的作用，同時還有防止氧化的功能，甚至能幫助肝臟解毒的作用。

專家們經由實驗結果得知——蘆薈能夠防止血中脂肪沉積，避免在心臟形成血栓，以及防止腫瘤的形成。

專家們同時以老鼠作實驗。以蘆薈飼養的老鼠比起一般雜食的老鼠來說，前者的壽命增加了二十％。這種現象與抑制血栓與腫瘤的形成有密切的關係。

至今，蘆薈的藥效範圍仍然有許多不為人知的地方。除了具有種種的藥效之外，蘆薈還含有很豐富的鈣、鎂等礦物質與維生素。所以除了防止疾病之外，也可以把它當成是一種健康食品。

關於蘆薈的攝取量方面，如果在服用一段期間之後，感覺到沒有什麼效果的話，不妨增加一些服用量。如果在服用後發生腹瀉現象，請減少服用量。

「蘆薈沙拉」的作法

拉沙薈蘆

材料

兩片蘆薈葉（個人一日的服用量）。

一個容器。

日式醬油之類的調味料。

作法

1將蘆薈葉子充分洗乾淨。

2用水果刀削掉蘆薈外面的刺與葉梢。

3把蘆薈切成八～十公分的長度。

4以縱向的方式把蘆薈切成一公釐的厚度。

5將切成薄片的蘆薈沾日式醬油或味噌等調味料吃，或沾美乃滋、沙拉醬等。

小提醒

未吃完的「蘆薈薄片」要裝入保鮮盒或保鮮袋裡，放入冰箱保存。

「蘆薈沙拉」的吃法

做「蘆薈沙拉」時，蘆薈切得越細越好。只要把它切得很細，吃它時，特有的苦味就不會擴散到整個口腔裡面。

吃「蘆薈沙拉」時，最好淋上一些醬料，這樣吃起來就不會感到苦澀，可以變得相當可口。醬料方面不管是含有油脂的醬料或是無油醬料都可以，只要適合個人的口味就可以了。

如果蘆薈葉寬度在三～四公分之間的話，最好切成一．五公分左右的長度，再切成一公釐的厚度。這樣的大小比較容易入口。

吃不完的「蘆薈沙拉」必須放入冰箱，這樣至少可以保存一星期左右。不過，一旦把蘆薈切面的話，它很快就會變質，因此最好在三天內吃完。

吃「蘆薈沙拉」的時間不必硬性規定，不過以晚餐後吃最為理想。如此的話，便祕的人在第二天早晨就可以通便。

4 口內炎、齒槽膿漏、牙痛——蘆薈葉

蘆薈的精油成分具有非常良好的殺菌作用，所以生嚼蘆薈葉的話，就可以直接在患部發生作用，迅速地改善症狀。

若是牙痛時，只要生嚼蘆薈葉，在五分鐘內疼痛就會減輕許多。

如果是口內炎的話，也可以採用相同的方式。或者把蘆薈葉洗淨，削掉刺之後，切成細小片，放入杯子裡，再沖入一些溫水後，利用它來漱口。

如果是採取生嚼蘆薈葉的方法，在嚼完以後，必須把蘆薈葉吐掉。

但是，為了使患部吸收蘆薈的成分，請暫時不要漱口。至少要等上十分鐘後再漱。

蘆薈葉

材料

蘆薈葉。

作法

1剪取約兩公分長的蘆薈葉，用水洗乾淨。

2用水果刀削掉葉子外面的刺。

3把生的蘆薈葉放入嘴裡，有如嚼口香糖似的嚼動。嚼了以後，暫時不要漱口。

小提醒

對於口腔裡的傷口或者口內炎、齒槽膿漏、牙痛以及牙齦的腫痛等症狀，如果想迅速地治好的話，最有效的方法莫過於嚼蘆薈葉。

5 過敏性鼻炎、肝病——蘆薈葉泥

因為蘆薈的葉子具有獨特的苦味，有些人會排斥嚼食生的蘆薈葉子。同時有些疾病並不適合生嚼蘆薈葉，而必須把蘆薈完全地吃下去才有效果。肝病以及過敏性鼻炎就是例子。必須把蘆薈完整地吃下去，才能夠促進血液的循環，改善過敏性體質，以及增強身體的抵抗力。

蘆薈磨成泥狀再飲用的話，它就能夠在體內有效地發揮藥效，所以能夠大幅度地改善氣喘、過敏性鼻炎、肝病以及低血壓。

蘆薈葉泥

材料

蘆薈葉一片。

作法

1用清水洗淨蘆薈葉，擦乾水分後，使用水果刀削掉葉子上兩側的刺。

2接下來，使用研磨板，把蘆薈葉磨成泥狀。

小提醒

磨成的蘆薈泥帶著很多的水分。一天可以喝大約三十～四十cc，分成早晚兩次喝。如果覺得很難入口的話，不妨利用紗布把蘆薈泥過濾後，只喝蘆薈汁，餘渣可以扔掉。做好的蘆薈泥（汁）必須一次喝完，不要留到好幾個小時後再喝。

6 高血壓、糖尿病、關節炎——蘆薈醋

對於降低過高的血壓，減輕糖尿病、肝病、慢性關節炎、風濕痛等症狀，蘆薈也能夠發揮優異的藥效。

如果蘆薈再加上釀造醋的話，更能夠增強它殺菌以及解毒的效果，對於前述的疾病具有良好療效。

蘆薈加上釀造醋，除了對前述的各種病症具有療效之外，更能夠把它當作健康飲料天天飲用。

每日飲用能夠預防癌症等現代生活習慣病的發生。

蘆薈醋

材料

蘆薈葉兩百公克。
釀造醋（米醋、水果醋等）三百cc。
玻璃瓶。

作法

1蘆薈葉仔細洗淨，使用水果刀削掉葉子兩側的刺。
2切成一公分見方的小塊。
3把切成小方塊的蘆薈放入寬口的玻璃瓶裡面，加入三百cc的釀造醋後，覆上蓋子，放置冰箱裡一個星期。

小提醒

經過一個星期後，每天可以喝一杯（約三十cc）蘆薈醋。或者每天喝兩次，一次喝大約二十cc。那些浸過醋的蘆薈也可以吃，不必扔掉。浸過蘆薈的醋不僅可以直接飲用，也可以拿來用於料理上。

7 胃潰瘍、十二指腸潰瘍——蘆薈煮汁

蘆薈的健胃作用已經廣為人知。

因為蘆薈含有所謂的蘆薈凝膠，因此能夠抑制胃壁等地方的出血。

正因為如此，能夠對胃潰瘍、十二指腸潰瘍發揮出藥效。

蘆薈的煮汁有一個特徵，那就是由於它經過用火煎的步驟，作用力比較緩和，所以胃腸弱的人也可以放心地飲用，每天只要飲用少量就可以了。

蘆薈煮汁

材料

蘆薈葉四十公克。

水一千cc。

作法

1蘆薈的葉必須洗乾淨，切成兩公釐的寬度。

2鍋裡放入一千cc的水，再放入切好的蘆薈。

3打開爐火，首先使用強火煮，到沸騰之後改為文火慢熬三十分鐘。

4三十分鐘後熄火。待蘆薈的煎汁冷卻之後，再使用紗布過濾，去除雜質。

小提醒

如果你想要讓藥效更好的話，可以連同蘆薈肉一起喝下去。

每次可飲用一小杯（約三十cc）。每天可飲用兩、三次。

剩餘的蘆薈煮汁可放入冰箱裡保存一個星期左右。

8 消化不良、便祕——蘆薈優酪乳

蘆薈所含有的精油成分不僅具有健胃效果，也能夠大幅度地改善胃潰瘍。另一方面，利用牛奶發酵所製成的優酪乳，也能夠使腸道的機能活化，因為它含有很多的乳酸菌。

蘆薈與優酪乳都具有能夠整腸、強化胃腸的效用，這兩種東西加起來使用的效果之大更是不難想像。

「蘆薈優酪乳」不但能夠改善胃潰瘍、十二指腸潰瘍，更能夠迅速地消除便祕。

不過一次不能吃太多，否則的話可能會造成腹瀉。尤其是胃腸較敏感的人不能吃太多，請多多注意。

蘆薈優酪乳

材料

蘆薈葉三～五公分。
優酪乳一〇〇～一五〇cc。

作法

1用清水洗淨蘆薈葉，再削掉蘆薈葉外面的刺以及外皮，只留下果凍狀的部分，再把它切成細片。
2把切成細片的蘆薈果凍狀部分放入玻璃杯裡，再倒入優酪乳，充分攪拌後就可以飲用。

小提醒

每天喝一次就可以了。
記住，「蘆薈優酪乳」不要一次做很多，做好之後最好立刻吃，不要放置太久。

9 失眠症、風濕病——蘆薈酒

蘆薈除了健胃作用之外，還具有促進血液循環的作用。正因為如此，對於失眠症、風濕症很有效果。

如果利用酒精把蘆薈的藥效成分抽出來的話，它的藥效更能增強好幾倍。這也是所謂的「蘆薈酒」。

「蘆薈酒」喝起來口感很好。蘆薈的成分加上酒精作用之下，更能夠促進血液的循環。

胃寒以及體質屬於寒性的人，只要持續喝一段時間的蘆薈酒，寒性的體質就能夠獲得改善。

蘆薈酒

材料

蘆薈葉三百公克。
檸檬三顆。
清酒一千cc。
冰糖三百公克。

作法

1先使用清水洗淨蘆薈葉，再使用菜刀把它切成細碎片。
2使用榨汁機，把三顆檸檬的汁榨出來。
3把切成細片的蘆薈、榨出的檸檬汁以及冰糖放入玻璃瓶裡面，再注入清酒後，把玻璃瓶密閉，放置於陰涼的地方保存。
4經過一個月後，使用紗布把蘆薈酒過濾，取出蘆薈的葉子，再放置於陰涼處保存。

小提醒

製成的蘆薈酒，每天可以飲用一次（約三十到五十cc），或者把六十cc分成兩次飲用。

10 肝病、畏寒症——蘆薈大蒜

蘆薈與大蒜都是屬於百合科的植物，不過，這兩種植物所含有的藥效成分卻完全不同。

根據古醫書的記載，大蒜屬於溫性食物，能夠使人體感覺暖和。而蘆薈剛好相反，它屬於寒性，能夠使人體感覺到寒涼。

把這兩種性質完全迥異的植物搭配所製成的「蘆薈大蒜」，可說是最具有平衡性的民間藥。

對肝病以及畏寒症能夠發揮出很大的改善效果，同時也可以增強體質以及促進食欲。

蘆薈大蒜

材料

蘆薈葉半條。

大蒜兩瓣。

水半杯。

作法

1蘆薈葉子洗乾淨，削掉葉子兩旁的刺，再切成小片。

2大蒜連皮放入熱水中煮一分鐘。

3待大蒜冷卻以後，再剝掉它們的外皮，連同切成小片的蘆薈放入果汁機（同時加入半杯水）裡面打上幾分鐘。

小提醒

做好的「蘆薈大蒜」必須在當天內喝完。

11 高血壓——蘆薈粉

服用蘆薈製成的粉末，不僅能夠使過高的血壓降低，也能夠大幅降低血糖值，甚至可以預防癌症。

長期而持續地服用對於降低血壓、改善糖尿病等慢性病，能日漸獲得改善。

就以這一點來說，蘆薈的粉末由於攜帶方便，無論居家或者旅行都可以隨身攜帶，並加以服用，這也正是它最大的優點。

同時，只要一次多做一些放入冰箱裡存放，就可以保存三個月。

為了避免潮濕，在保存時別忘了在容器裡放置一些乾燥劑。

蘆薈粉

材料

蘆薈葉三片。

作法

1 把剪下來的蘆薈葉充分洗淨，再削掉葉子兩邊的刺，盡可能的切成薄片。

2 把切成薄片的蘆薈平鋪於盤子上，放置於直射的太陽光下，曝曬到蘆薈的水分消失為止。

3 將曬乾的蘆薈放入高效能果汁機（或研磨機）裡面，把它打成粉末。

4 打成粉末的蘆薈放入能夠密封的容器裡面，再放入冰箱裡保存。

小提醒

製成的蘆薈粉末，每天可以服用二～三次，每次約為一匙（五公克）。如果感覺到難以服用的話，可以利用糯米紙把它包起，再喝一些溫開水吞服。

12 咳嗽、痰——蘆薈飴

蘆薈製成飴以後，攜帶非常方便，在任何地方都可以吃，所以能夠很輕易地就攝取到蘆薈的藥效，當身體感到不舒服的人，可以馬上有所幫助。

蘆薈製成飴以後，對於喉嚨痛、咳嗽、痰、口臭等特別有效。同時也能夠達到預防高血壓、各種現代生活習慣病的目的。

不過，要小心，不要一次服用過量。

蘆薈飴

材料

蘆薈葉二～三片。

砂糖約一公斤。

水飴（麥芽糖）五大匙。

熟太白粉適量。

作法

1 蘆薈葉洗淨，削掉葉兩旁的刺。

2 使用研磨板磨成泥狀。

3 使用紗布把磨成泥的蘆薈渣濾除，再把蘆薈汁放入鍋裡，加入砂糖與水飴。

4 使用中火煮，時常攪動，避免燒焦。待沸騰以後改為文火，持續熬兩個小時。

5 把如此製成的蘆薈飴攤在清潔的調理台上面，再盡量把它拉長，一面灑熟太白粉，把它拉成直徑一、兩公分的棒狀，再把它切成一～二公分的長度。

小提醒

（把切好的「蘆薈飴」放入冰箱裡保存。每天吃兩、三個。）

13 痛風、胃腸病——蘆薈湯

在蘆薈特有的藥效成分裡，如果再加上蕪菁，洋蔥、香菇、胡蘿蔔等對健康有幫助的蔬菜的話，對於減輕痛風、胃腸病等症狀很有幫助。

這一類的「蘆薈湯」對於胃腸弱的人也很適合。

只要每天持續地食用，對於改善痛風以及胃腸病都很有幫助。

湯 薈 蘆

材料

蘆薈葉七公分長。

蕪菁兩個。

洋蔥一個。

胡蘿蔔一條。

香菇兩朵。

一千cc的水。

作法

1把蘆薈、蕪菁、洋蔥、胡蘿蔔、香菇切成適當的大小，放入鍋裡面。

2再加入一千cc的清水，使用強火煮到沸騰，待沸騰後，使用文火煮兩個小時。

3煮好的湯將材料過濾掉，這樣就完成了蘆薈湯。

小提醒

每天飲用六百cc左右。分成兩次喝。

沒有喝完的蘆薈湯放入冰箱裡，就可以保存兩、三天。

14 口臭、齒槽膿漏——蘆薈漱口水

若是營養不良或營養攝取不均衡，或者養成偏食習慣時都會引起口內炎。

原因是口腔黏膜的抵抗力降低，感染細菌而引起。

使用蘆薈漱口的方式，除了能夠治好口內炎以外，對於蛀牙的疼痛、齒槽膿漏以及消除口臭也有幫助。

蘆薈具有強力的殺菌作用，不但能夠避免細菌對口腔黏膜的感染，同時也能夠鎮痛，並且消除炎症。

因此可以緩和口內炎、齒槽膿漏的腫痛，對蛀牙也有鎮痛的作用。

蘆薈葉子外側的綠色部分所含有的葉綠素也具有脫臭作用。

蘆薈漱口水

材料

蘆薈葉一片。

冷開水適量。

作法

1使用清水洗淨蘆薈葉，削掉葉子兩側的刺。

2再使用研磨板磨成泥狀。

3把蘆薈磨成泥狀後，再使用冷開水稀釋成四～五倍。

小提醒

日常為口臭而煩惱的人，不妨時常使用蘆薈漱口水來漱口。

15 宿醉、低血壓——蘆薈蜂蜜

蘆薈加入了一些蜂蜜後，蘆薈特有的苦味會消失許多，同時人體也能夠比較輕易地攝取到蘆薈的成分，這正是「蘆薈蜂蜜」的長處。

尤其是能夠對宿醉、暈車船、低血壓等症狀立刻發生效果。

只要時常吃「蘆薈蜂蜜」，就可以大幅度改善低血壓、宿醉等的症狀。同時也可以預防各種成人病。

不過，蘆薈不能一次吃太多，因為它屬於寒性食物，一次攝取太多的話往往會引起腹瀉。

所以要注意，不要因為「蘆薈蜂蜜」好吃而一次吃太多。

蘆薈蜂蜜

材料

蘆薈葉三百公克。

蜂蜜約一公斤。

作法

1 用清水把蘆薈葉洗乾淨，利用水果刀削掉葉兩邊的刺，再切成兩公分的寬度。

2 把切好的蘆薈與蜂蜜放入玻璃容器裡面，浸泡一個星期。一星期後取出蘆薈葉就可以食用了。

小提醒

「蘆薈蜂蜜」可以放入冰箱裡保存。每天可服用兩次，一次的量為一湯匙。也可以使用冷開水稀釋後再服用。

16 糖尿病、肝病——蘆薈冰

蘆薈磨成泥狀，再使用冷開水稀釋，放入冰箱裡製成「蘆薈冰」的話，可以保存很久的一段時間；必要時，隨時都可以取出來使用，可以說是非常地方便。

「蘆薈冰」可以直接吃，也可以淋一些蜂蜜或者糖漿後再吃，吃法有很多種。

時常吃「蘆薈冰」，可以改善肝病、糖尿病等生活習慣病。

把「蘆薈冰」溶解之後，也可以用來急救刀傷以及燙傷。

但是，蘆薈不能一次吃太多，以免引起腹瀉。

蘆薈冰

材料

蘆薈葉一、兩片。

冷開水適量。

作法

1蘆薈葉子清洗乾淨，削掉葉子兩旁的刺。

2使用研磨板把蘆薈磨成泥狀。

3使用冷開水把蘆薈泥稀釋成兩倍，再放入冰箱裡保存。

小提醒

每天可以取出一、兩個蘆薈冰吃。

一直放在冷凍庫裡的話，「蘆薈冰」就不會壞掉，可以保存久一些。

17 掉髮、白髮、頭皮屑——蘆薈保養露

把蘆薈綠色的外皮剝掉後，就能夠看到果凍狀的部分。這個部分的藥效是促進血液循環以及殺菌作用。

只要把蘆薈果凍狀的部分直接塗抹於頭皮，就可以改善脫髮、髮量少、白髮以及頭皮屑等毛病。

蘆薈所含有的胺基酸、蘆薈醣醇的成分，又能夠促進新陳代謝，所以能夠使頭皮變年輕，並且可以活化毛囊，自然就可以解決很多頭髮方面的問題。

只要每天持續地在頭皮塗抹蘆薈，脫落的頭髮就能夠再長出來，頭皮屑會消失。

蘆薈保養露

材料

蘆薈葉一片。

作法

1用清水洗淨蘆薈葉。
2再使用水果刀剝掉表面的皮。
3取出果凍狀的部分，就是現成的蘆薈保養露。

小提醒

頭髮充分洗淨，並且吹乾。
將蘆薈保養露直接塗抹於頭皮。
塗抹後，再使用手指按摩頭皮數次。
在頭皮塗抹蘆薈保養露以後，為了使它的藥效深入頭皮裡面，暫時不要洗掉，讓它自然風乾即可。

18 香港腳、刀傷、痔瘡——蘆薈汁

以刀傷為始，對於香港腳、凍傷、皮膚乾裂、蓄膿症、齒槽膿漏以及痔瘡等，蘆薈都有神效。

從蘆薈葉所流出來的液體含有一種所謂的蘆薈酊，此種成分具有很優異的殺菌作用。

除此以外，蘆薈又具有消炎作用，以及加速修護受傷皮膚作用，所以能夠治好皮膚的各種症狀。

把蘆薈葉的切口按在患部、塗抹其汁液的治療方法雖然很簡單，但卻是具有神效的治療法。

但是，以蓄膿症與齒槽膿漏來說，直接把蘆薈葉塗抹在患部確實有困難，所以這時不妨使用棉花棒沾著蘆薈汁，再用它來塗抹患部。

蘆薈汁

材料

蘆薈葉一片。

作法

1用清水洗淨蘆薈的葉子。
2再使用水果刀剝掉表面的皮。
3蘆薈葉的切口輕輕按壓在患部。

小提醒

有些傷口不易塗抹，可以使用棉花棒沾蘆薈汁，再用它來塗抹患部。

19 過敏性皮膚炎——蘆薈肥皂

蘆薈除了具有強力的殺菌效果之外，又含有一種使皮膚新陳代謝活化的成分。正因為如此，只要時常使用蘆薈去塗抹皮膚，皮膚就會變得細嫩而潤澤。

為了使蘆薈的藥效成分直接對皮膚發生作用，最理想的方法是把它做成肥皂，利用它來洗臉、洗澡。

時常使用蘆薈皂洗臉、洗身體，過了一段時間後就能夠消除黑斑、皮膚炎、皮膚粗糙、凍傷、皮膚裂傷等，不僅能夠消除皮膚的問題，對於美白肌膚也有很大的功效。

不過，有極少數的人由於體質的關係，不適合使用蘆薈製品。如果在使用時有出現異樣的話，就應該停止使用蘆薈肥皂。

蘆薈肥皂

材料

蘆薈葉一條。

肥皂一個。

作法

1使用刀子把肥皂切成細片，再把它們放置於盤子上面，再放入微波爐裡面加溫，一直到完全變成柔軟為止。

2在變成柔軟的肥皂裡，加入使用研磨板磨成泥狀的蘆薈，仔細地揉搓後，再把它做成你喜愛的形狀。等放乾燥了之後，就成了「蘆薈肥皂」。

小提醒

（洗臉以及洗澡時可以使用這種肥皂。）

20 挫傷、神經痛——蘆薈貼布

想要治好跌打損傷、挫傷、神經痛、腰痛、肩膀痠痛的話，不妨使用「蘆薈貼布」。這種蘆薈貼布的製作方法簡單，卻能夠發揮出很大的藥效。

蘆薈能夠消除炎症，使血液循環恢復正常。正由於具有這種作用，因此可以消除患部的腫痛。「蘆薈貼布」具有消腫退熱的作用，若是挫傷、撞傷時，可以使用它來解決問題。神經痛、腰痛時，只要貼上「蘆薈貼布」，就可以立刻緩和疼痛。

對於慢性的肩膀痠痛，只要每天貼「蘆薈貼布」，即可以獲得良好的改善效果。

蘆薈貼布

材料

蘆薈葉一、兩條。

清水適量。

紗布。

透氣膠帶。

作法

1 把蘆薈的葉子洗淨。

2 使用研磨板把它磨成泥狀，再加入等量的水。

3 把蘆薈泥平均攤開在紗布上面。

4 再把沾有蘆薈泥的紗布貼在患部。

小提醒

（為了防止乾燥，上面再覆蓋一層紗布，再利用透氣膠帶固定。）

21 黑斑、面皰、曬黑——蘆薈化妝水

對於黑斑、雀斑、面皰、皮膚粗糙、凍傷等皮膚毛病，「蘆薈化妝水」可以幫上很大的忙。

蘆薈除了抗菌作用之外，還具有消除皮膚發炎症狀的作用。只要把那種成分直接塗抹於皮膚上面，不久後就可以消除皮膚的各種問題，對美化膚質很有幫助。

夏季到海邊曬黑的皮膚，也可以使用「蘆薈化妝水」美白。

蘆薈化妝水

材料

蘆薈葉一片。

與蘆薈等量的蒸餾水。

作法

1 蘆薈葉子充分洗淨。

2 洗淨後，使用研磨板磨成泥狀，再使用紗布過濾。

3 將過濾的蘆薈水加入等量的蒸餾水，攪拌之後就成蘆薈化妝水。

小提醒

有極少數的人不適合塗抹蘆薈化妝水。為了安全起見，在使用此種化妝水前，不妨先以少量塗抹手臂內側等皮膚較細緻的部位，如果產生過敏現象的話，請不要使用。

22 恢復疲勞——蘆薈入浴劑

蘆薈能夠增進人體的新陳代謝、促進血液循環，如果把它當成入浴劑使用的話，那就可以讓身體很快地恢復疲勞。同時它具有可以治好慢性的腰痛、肩膀痠痛以及長年畏寒症的功效。

在浴缸的水裡加入蘆薈入浴劑以後，入浴者的身心都會感覺到輕鬆，因此可以很快地消除疲勞。

不過，身上有傷口、挫傷時，一旦浸泡在已加入蘆薈入浴劑的熱水中，將會使疼痛增加，所以最好在腫痛消失後再使用蘆薈入浴劑泡澡。

另外，「蘆薈入浴劑」所使用蘆薈葉，必須要注意它的新鮮度。

使用過一次的蘆薈入浴水最好倒掉，不要留下來繼續使用。

蘆薈入浴劑

材料

蘆薈葉九十公克。

紗布袋。

作法

1把蘆薈葉洗淨以後，再把它切成細碎片。

2再把切成細碎片的蘆薈放入紗布袋裡面，綁緊袋口，把它放入洗淨用的熱水裡面。

3入浴時，時時把裝著蘆薈的紗布袋捏一捏，使蘆薈汁流出來。

小提醒

也可以把蘆薈泥過濾，再利用紗布袋裝起來，絞出蘆薈汁，再把大約一杯的蘆薈汁倒入熱水裡來泡澡。

23 黑斑、皺紋——蘆薈敷面劑

「蘆薈敷面劑」能夠使皮膚的新陳代謝變得活潑，能夠去除皮膚上老舊的角質，並且消除多餘的脂肪，使皮膚變得光澤又有朝氣。

「蘆薈敷面法」一星期可以做兩次。做過幾次之後，你就可以發覺黑斑、皺紋改善不少，皮膚也美白許多。

不過有些人並不適合使用蘆薈，使用蘆薈後會有皮膚紅腫的現象。所以在使用蘆薈敷面劑前，最好在手腕內側等部位測試一下是否會有過敏的現象。沒有任何問題時，再加以使用。

蘆薈敷面劑

材料

蘆薈葉一片。

麵粉兩大匙。

清水適量。

作法

1使用清水把蘆薈葉洗淨，去掉葉子兩旁的刺。

2再使用研磨板把蘆薈磨成泥狀。使用紗布過濾，取大約兩茶匙蘆薈汁。

3在蘆薈汁裡加入麵粉，充分地攪拌。

小提醒

把臉以及頸部一帶洗淨，再將蘆薈敷面劑塗抹在臉與頸上。

塗抹後，靜靜休息二十分鐘到半小時。
待完全乾燥以後，使用溫水洗淨。
注意眼睛上下方不要塗抹蘆薈敷面劑。

24 脫髮、頭皮屑——蘆薈洗髮劑

蘆薈含有促進頭皮新陳代謝以及血液循環良好的成分，同時也能夠消除蓄積於毛囊的多餘皮脂。

為了能充分利用蘆薈的此種效能，最理想的方法是把蘆薈的精華直接塗抹於頭皮以及頭髮上。所以最好把蘆薈製成洗髮劑使用。

只要每隔一、兩天就使用這種洗髮劑洗頭髮的話，脫髮就能夠重新長出來，頭皮屑也會消失。

如果你有頭髮方面的困擾，不妨試一試。

蘆薈洗髮劑

材料

蘆薈葉一片。

作法

1 蘆薈的葉子使用清水洗乾淨。

2 削掉葉子兩旁的刺，再使用研磨板把蘆薈磨成泥狀。

3 取適量的洗髮精加入磨成泥狀的蘆薈，充分攪拌以後，使用它來洗頭髮。

小提醒

洗頭髮時，一邊用指腹按摩頭皮。待洗好頭髮以後，再使用溫水沖洗乾淨。蘆薈磨成泥狀之後，很容易腐壞掉，所以最好在當天就使用完。

25 頭髮毛燥——蘆薈養髮水

使用酒精溶解的蘆薈精華，很容易就能夠浸透入頭皮裡面，因此能夠很快速地促進皮膚的新陳代謝，以及血液的循環。

正因為如此，所以能夠滋潤頭皮，改善髮質，使乾燥的頭髮變得烏黑油亮，並且使白髮變黑一些，使脫落的頭髮很快地就長出來。

同時，蘆薈也能夠消除雜菌以及發炎症狀，因此對於頭皮容易發癢、容易長頭皮屑的人也很有幫助。

蘆薈養髮水

材料

蘆薈葉五片。
藥用酒精適量。

作法

1使用清水將蘆薈洗乾淨，再使用研磨板把蘆薈葉子磨成泥狀，最後使用紗布過濾。
2把過濾的蘆薈汁放入玻璃容器裡面，再加入適量藥用酒精，然後把玻璃瓶密閉，放置於冰箱一個月後，取出使用。

小提醒

在洗髮後，使用蘆薈養髮水塗抹於頭皮以及頭髮，一邊使用指腹按摩頭皮。

國家圖書館出版品預行編目資料

蘆薈這樣用，養顏美容保健康 / 李鴻奇作；初
版. -- 新北市：世茂, 2011.07
面；　公分. --（生活健康 ；B354）

ISBN 978-986-6097-02-7（平裝）

1. 藥用植物　2. 健康法

414.34　　100002852

生活健康 B354

蘆薈這樣用，養顏美容保健康

作　　者／李鴻奇
主　　編／簡玉芬
責任編輯／謝翠鈺
封面設計／比比司設計工作室
出 版 者／世茂出版有限公司
負 責 人／簡泰雄
登 記 證／局版臺省業字第 564 號
地　　址／（231）新北市新店區民生路 19 號 5 樓
電　　話／（02）2218-3277
傳　　真／（02）2218-3239（訂書專線）
（02）2218-7539
劃撥帳號／ 19911841
戶　　名／世茂出版有限公司
單次郵購總金額未滿 500 元（含），請加 50 元掛號費
酷 書 網／ www.coolbooks.com.tw
排版製版／辰皓國際出版製作有限公司
印　　刷／世和印製企業有限公司
初版一刷／ 2011 年 7 月

I S B N ／ 978-986-6097-02-7
定　　價／ 240 元

黏貼處

世茂好書・豐富心靈

世潮精典・智慧同行

電話：(02) 22183277
傳真：(02) 22187539

廣告回函
北區郵政管理局登記證
北台字第 9 7 0 2 號
免貼郵票

231新北市新店區民生路19號5樓

世茂
世潮 出版有限公司 收
智富

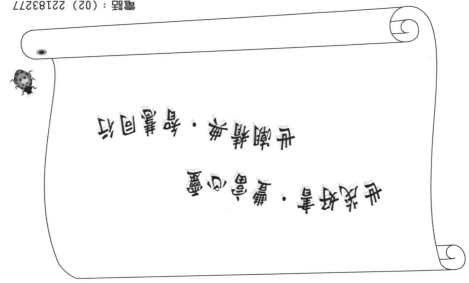

黏貼處

讀者回函卡

感謝您購買本書，為了提供您更好的服務，歡迎填妥以下資料並寄回，我們將定期寄給您最新書訊、優惠通知及活動消息。當然您也可以E-mail：Service@coolbooks.com.tw，提供我們寶貴的建議。

您的資料（請以正楷填寫清楚）

購買書名：____________________

姓名：__________ 生日：____ 年 ___ 月 ___ 日

性別：□男 □女 E-mail：________________

住址：□□□____縣市_____鄉鎮市區_____路街

____段____巷____弄____號____樓

聯絡電話：________________

職業：□傳播 □資訊 □商 □工 □軍公教 □學生 □其他：____

學歷：□碩士以上 □大學 □專科 □高中 □國中以下

購買地點：□書店 □網路書店 □便利商店 □量販店 □其他：____

購買此書原因：__ __ __ __ __ __（請按優先順序填寫）

1封面設計 2價格 3內容 4親友介紹 5廣告宣傳 6其他：____

本書評價：
- __ 封面設計 1非常滿意 2滿意 3普通 4應改進
- __ 內　　容 1非常滿意 2滿意 3普通 4應改進
- __ 編　　輯 1非常滿意 2滿意 3普通 4應改進
- __ 校　　對 1非常滿意 2滿意 3普通 4應改進
- __ 定　　價 1非常滿意 2滿意 3普通 4應改進

給我們的建議：